HYGIÈNE & TRAITEMENT

DU

DIABÈTE

PAR

LE DOCTEUR E. MONIN

Secrétaire de la Société Française d'Hygiène
Chevalier de la Légion d'honneur
Officier de l'Instruction publique.

3ᵐᵉ ÉDITION
(1ᵉʳ mille)

« Mirus affectus... diabetes (ARÉTÉE).

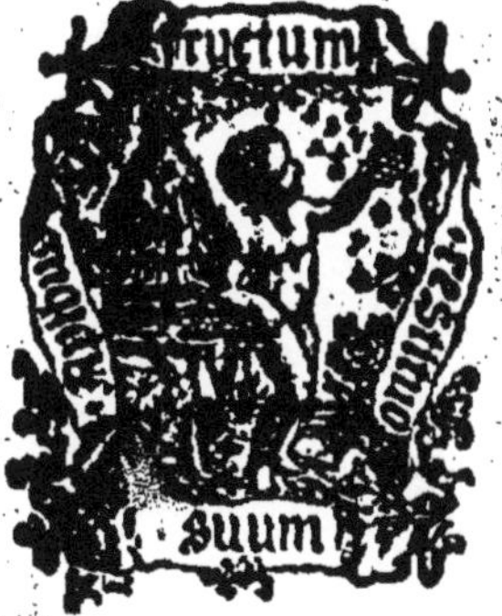

PARIS

SOCIÉTÉ D'ÉDITIONS SCIENTIFIQUES

4, RUE ANTOINE-DUBOIS, 4

PLACE DE L'ÉCOLE-DE-MÉDECINE

— Tous droits réservés —

HYGIÈNE

ET

TRAITEMENT DU DIABÈTE

DU MÊME AUTEUR

———

HYGIÈNE & TRAITEMENT

DU

DIABÈTE

PAR

LE DOCTEUR E. MONIN

Secrétaire de la Société Française d'Hygiène
Chevalier de la Légion d'honneur
Officier de l'Instruction publique.

3ᵐᵉ ÉDITION
(1ᵉʳ mille)

« Mirus affectus... diabetes (ARÉTÉE).

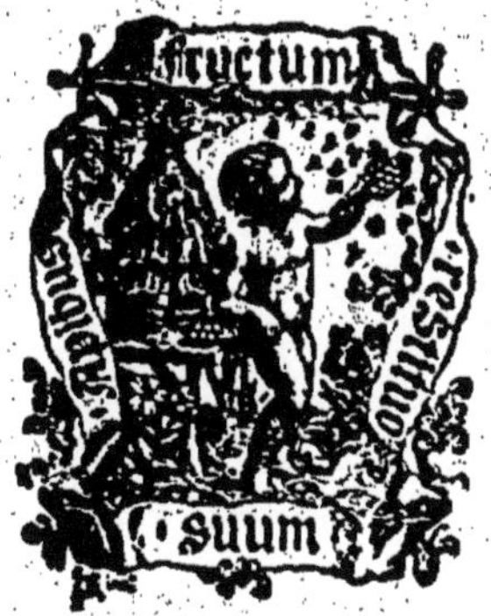

PARIS
SOCIÉTÉ D'ÉDITIONS SCIENTIFIQUES
4, RUE ANTOINE-DUBOIS, 4
PLACE DE L'ÉCOLE-DE-MÉDECINE

PRÉFACE

—

La première édition de cette étude sur le *Traitement du Diabète* a eu l'honneur d'être couronnée en 1884, au concours international institué par la Société de médecine d'Anvers.

La deuxième édition a été insérée dans cette admirable publication qui a pour titre « *Les Sciences biologiques à la fin du XIXe siècle.* »

Je présente aujourd'hui à mes confrères et à ma clientèle spéciale de lecteurs, la troisième édition, en complète harmonie avec les progrès de la science et avec l'expérience acquise par l'auteur, durant quinze années de pratique spécialisée.

Paris (40, rue du Luxembourg).
Le 15 Septembre 1892.

HYGIÈNE

ET

TRAITEMENT DU DIABÈTE

CHAPITRE PREMIER

THÉRAPEUTIQUE GÉNÉRALE & PATHOGÉNÉTIQUE

> « Dans aucune maladie, l'apparence n'est
> » plus trompeuse : dans aucune, la mort
> » n'est plus habile à dissimuler ses coups. »
>
> (MARCHAL DE CALVI.)

> « Le diabétique *qui se soigne* a autant de
> » chances de vivre longtemps qu'un homme
> » en bonne santé. »
>
> (BOUCHARDAT.)

Depuis que, le premier, Th. Willis (1674) signala le sucre dans l'urine des diabétiques et reconnut la maladie générale (*sanguinis deliquium*), la voie était ouverte aux médications rationnelles. En 1797, John Rollo, rompant définitivement avec la thérapeutique empirique, conseille le régime animal, les opiacés, les alcalins, etc. Mais, dans un mal dont la pathogénie est toujours, en somme, restée problématique; dans un état morbide où la nutrition, profondément troublée, fait souvent de la guérison un mirage trompeur, il est naturel de voir la médication dite *rationnelle* échouer et les agents perturbateurs jouir, tour à tour, du crédit le plus immérité. Outre leur action morale incontestable, ces agents ont, pour la plupart, un pouvoir réel, mais passager. Ils diminuent la glycosurie à la façon des maladies intercurrentes graves (telles que l'entérite, la tuberculose et le mal de Bright, cette complication albuminurique, si trompeuse, que Dupuytren et Gubler en faisaient, dans le diabète, un symptôme d'heureux augure). Tous les médicaments (et ils sont nombreux) qui possèdent sur l'intestin une action irritative, déterminent, chez le diabétique, d'abondantes diarrhées *sucrées*. En analysant les urines, on peut croire que la glycosurie est tarie, alors qu'elle n'a fait que se dériver !...

Toute dystrophie implique des degrés divers. Cela est vrai surtout pour le diabète, maladie si fréquente que, sur 20 hommes de 40 à 60 ans aisés et sédentaires, on trouverait un diabétique (Bouchardat). La carrière de ce malade peut être très longue, s'il est entouré d'une sollicitude médicale éclairée; si l'on évite qu'il s'amaigrisse, si on le place *de bonne heure* dans un milieu hygiénique favorable. Rostan avouait que tous les diabétiques qu'il avait soignés à l'Hôtel-Dieu étaient morts, plus ou moins rapidement, mais tous : Rostan appliquait, pourtant, dans toute sa rigueur, la méthode diététique. Mais le malade d'hôpital ne peut pas vivre en plein air, se distraire, faire des saisons thermales ou maritimes, et soigner ainsi les états pathologiques qui ne tardent pas, chez le pauvre, à envahir l'appareil digestif et la fonction respiratoire...

La thérapeutique du diabète doit être une thérapeutique éminemment active. *Agir vite* est un point important : si l'on tarde un peu, on voit apparaître, sournoisement, les complications les plus graves et les plus irrémédiables. Aujourd'hui, un diabétique goutteux trouvera la santé à Vichy, à Carlsbad : dans six mois, il y trouvera la mort, si, la tuberculose ayant évolué dans l'intervalle, les indications thérapeutiques ont brusquement viré.

On a donc intérêt à démasquer le diabète *d'une manière précoce* et à connaître à fond les *prodromes* révélateurs du mal, pour introduire, d'emblée, à la suite du diagnostic, un traitement approprié. Il faut, d'abord, se bien pénétrer de cette vérité, que la diathèse sucrée est souvent proche parente de la diathèse urique et de la diathèse graisseuse (Durand-Fardel). Certains auteurs, F. Roubaud entre autres, admettent même la fréquente identité originelle de la gravelle, du diabète et de l'albuminurie. Quoi qu'il en soit, il est certain que ces maladies s'alternent et se combinent fréquemment, et présentent un lien étiologique et des indications médicatrices presque toujours communes. Ce sont maladies « par ralentissement nutritif », par *bradytrophie* (Bouchard), dont le traitement consiste surtout à activer la nutrition ([1]).

Citons rapidement ici les signes révélateurs initiaux pouvant servir à dépister le diabète : déchaussement des dents, bouche sèche, langue rouge, altérations gingivo-dentaires spéciales ;

[1] Notre récent ouvrage, *l'Hygiène des riches*, est entièrement consacré au développement et à la vulgarisation de ces idées.

chute des ongles, prurit, vulnérabilité et furon-
culose cutanées, balanoposthite (les syphiliogra-
phes découvrent, à chaque instant, des diabétiques ; les dentistes instruits également) ; eczéma
des grandes lèvres et avortements, chez la femme ;
impuissance et anaphrodisie, prostration des forces, troubles visuels, cataracte, asthme, défail-
lance morale, accablement, *tædium vitæ*, parésie
des membres inférieurs ; lumbago diabétique ; intolérance étrange à l'inanition (le diabétique est un
« gastralgique d'avant les repas » *Lasègue*). Parfois, les taches blanches sur un pantalon noir, l'em-
pèsement des chemises par l'urine, les mouches
attirées par le vase de nuit, etc., sont les premiers
signes qui forcent l'attention (¹).

La physiologie fournit peu d'éléments à la dia-

(1) Lasègue a dit : « Chose singulière, rarement les médecins ordinaires découvrent le diabète. Le plus souvent, il est
dépisté par un spécialiste avisé, à propos d'un symptôme
spécial. Le malade va consulter un ophtalmologiste à propos d'une amblyopie commençante, un neurologiste pour
des névralgies plus ou moins pénibles, un dentiste pour
une gingivite expulsive, un dermatologiste pour un eczéma
génital, des furoncles ou des anthrax, ou bien encore un
syphiliographe pour une balano-posthite ou un phimosis
que les malades regardent comme des accidents vénériens. »

bétothérapie. Elle est encore, *et pour longtemps*, à discuter les théories gastro-entérogène (Rollo, Bouchardat), hépatogène (Pavy, Schiff), névrogène, dystrophique, anoxémique, musculaire, etc. Ces discussions physiologiques « n'ont pas fait avancer d'un pas la thérapeutique du diabète » : c'est Claude Bernard lui-même qui l'écrit, dans sa désespérante *Critique de la glycogénèse.*

Heureusement que la clinique est là, pour nous montrer la route. Selon les origines et les formes variées du mal, sans cesse elle fournit au médecin les plus précieuses indications. Mais il faut se garder d'ériger en *méthodes*, mauvaises et nuisibles, beaucoup de moyens thérapeutiques avantageusement utilisés selon les cas pathologiques et les épisodes morbides. C'est ainsi qu'on voit l'iodure de potassium et le mercure guérir, chez des syphilitiques, des diabètes, liés ou non à une gomme encéphalique : Griesinger et Lécorché en ont cité des cas bien curieux, et Dub *(Prager Vierteljahrschrift I*, 469*)* en a rapporté deux observations très concluantes. De même, le bromure de potassium agira dans certaines formes cérébro-spinales, lorsqu'un travail excessif, des névralgies violentes, des antécédents névropathiques, etc., ont joué le rôle étiologique capital. — Dans le diabète goutteux, *arthritique* (sorte de localisation hépatique de la *diathèse*), un traitement alcalin bien dirigé fera merveille. — Dans le diabète d'origine traumatique, la révulsion à la nuque ou à l'hypocondre droit (diabète par coup de pied de cheval dans l'abdomen — *obs. de Cl. Bernard)* assurera presque sûrement la guérison. — Dans la *forme gastro-intestinale* succédant à des troubles digestifs invétérés, à l'impaludisme, à une alimentation de mauvaise nature (exagération des féculents — trappistes), aux excès de table répétés, etc....., un régime diététique approprié et une bonne hygiène de la digestion produiront des résultats curatifs remarquables...

Il faut donc se défendre de tout esprit d'exclusivisme ; prendre la clinique pour guide et pour soutien ; rechercher avec soin les *causes*, étudier à fond les *formes* morbides. Voilà comme on arrive à instituer un *traitement* vraiment digne de ce nom. Mais il faut bien savoir aussi qu'il est certains diabètes *marastiques* liés peut-être intimement à des dégénérescences aiguës et irrémédiables du pancréas ou à des lésions profondes du bulbe : ces diabètes ne sauraient relever d'un traitement même palliatif. Très graves et toujours *maigres*, ils semblent s'aggraver encore sous l'influence de la diététique favorable au diabète gras et des médications les plus utiles à ce dernier. Ayons donc toujours présent à l'esprit cet axiome de thérapie générale : la tolérance de l'organisme pour le traitement est signe de l'indication de ce traitement, et *vice-versâ*.

« Le degré de glycosurie, a dit Durand-Fardel, est le thermomètre de l'intensité de l'anomalie de nutrition. » Si la proposition est juste, il doit être aussi le thermomètre de *l'intensité thérapeutique*, et, dans ce mot hardi, nous comprenons évidemment les moyens hygiéniques et médicamenteux. Mais, l'indication capitale, dans toute dystrophie, étant d'activer la nutrition, il faut, à tout prix, éviter d'affaiblir le malade par un régime diététique « féroce » ou par des médications trop profondément altérantes. En voulant *trop faire*, on accélère la fonte organique, et l'on fait rapidement tomber dans le marasme le sujet, qui guérit de la glycémie pour choir dans la phtisie *(phtisurie sucrée de Copland)*.

Qu'arrive-t-il souvent, lorsque le médecin se trouve en face d'un diabétique? Il ordonne la diète carnée sévère, les alcalins, l'antipyrine, les bromures, etc. Le malade suit son traitement, mais la glycosurie continue. Alors, le médecin se croit obligé, pour la faire cesser, de puiser dans l'inépuisable arsenal de la polypharmacie. C'est un tort. D'abord, l'élimination du sucre, loin d'être toujours un signe de mauvais augure, est l'indispensable condition de la guérison : « la glycosurie, comme le dit excellemment Bouchardat, est la sauvegarde du diabétique. » De même, l'acide urique dans la goutte. Que de goutteux ont l'urine pauvre en acide urique, quand leur sang est infecté d'uricémie! Mieux vaut être glycosurique que *glycémique*: car c'est l'accumulation du glycose dans le *milieu intérieur* qui cause toutes les déchéances organiques, tous les désordres trophiques du diabète sucré: « Les destinées du sucre, dit avec raison le docteur Duhomme, accaparent l'attention des observateurs, au grand détriment de celles du malade… Celui-ci perd sa glycosurie par le régime ; mais il meurt du diabète, maladie générale dont son *uroglycosie* n'était que le symptôme ! »

Il faut, toutefois, être très ferme et très autoritaire avec les diabétiques, sous le rapport du traitement ; examiner fréquemment leurs urines et procéder, sur le sujet, à des pesées rigoureuses, pour apprécier exactement les effets de la médication. Le régime sera suivi avec *volonté* et continué *longtemps après la guérison apparente*. Le médecin suivra attentivement le malade et *en fera le tour*, pour ainsi dire, sous toutes ses faces. Il songera à rappeler les hémorroïdes, si elles ont été supprimées ; il insistera constamment sur le *bon fonctionnement de la peau*, qui empêche les rechutes d'être aussi complètes après la cessation du traitement.

Ce sont principalement les diabétiques jeunes qui ont besoin de soins méticuleux, *à l'inverse de ce que l'on croit d'habitude*. Chez les sujets jeunes, le mal revêt souvent la forme *aiguë* et tend à se terminer par une *acétonémie* mortelle.

Le traitement est dur : l'intelligence et la volonté seules peuvent l'adoucir. Le diabète appartient, on peut le dire, à cette classe nombreuse de maladies que l'on guérit peu, mais qu'on panse : et il a besoin de fréquents pansements, appliqués avec rigueur et méthode. La valeur morale du malade a ici une importance adéquate à la valeur scientifique du médecin.

CHAPITRE II

LA PROPHYLAXIE DU DIABÈTE

« L'homme ne meurt pas : il se tue. »

(J.-J. ROUSSEAU.)

Quoique les agents météoriques ne semblent pas avoir une grande action sur la genèse du diabète, il est certain que les pays froids et humides doivent, pour la prévention, être évités, car le diabète y est beaucoup plus fréquent : il est inconnu dans l'Amérique du Sud et très commun en Angleterre.

Primitivement, le diabète est un trouble fonctionnel trophique. Claude Bernard, démontrant que, pour être diabétique, il faut avoir le foie anatomiquement sain, écrivait cette phrase très juste, quoique d'aspect paradoxal : « Pour devenir diabétique, il faut se bien porter. » Cela n'empêche pas le diabète d'avoir, comme nous l'avons déjà dit, des relations incontestables avec l'obésité(¹), la migraine, la gravelle, l'eczéma, l'asthme, le rhumatisme, les névralgies et les autres manifestations protéiformes, de l'arthritis et de l'uricémie(²). Les sujets prédisposés par ces diathèses doivent surtout fuir les causes déterminantes du diabète. Ils éviteront les excès de féculents et de sucre, qui rendent si souvent diabétiques les Italiens et les trappistes. Ils fuiront la bonne chère. Ils suivront le régime anti-obésique. Ils n'abuseront ni des acides, ni du vin, se rappelant que le diabète, fréquent sur les bords du Rhin, est plus rare à Munich, où l'on boit peu de vin et beaucoup de bière. Ils fuiront les excès de tous genres, ainsi que les traumatismes (chutes, coups sur la tête). Les femmes éviteront la lactation prolongée et suivront une sévère hygiène de la

(1) Les obèses sont, neuf fois sur dix, des candidats au diabète. Voir Dʳ E. Monin, *Obésité et maigreur*, publ. de la Soc. française d'hygiène (2ᵉ édit. 1883); *L'hygiène des Riches*, 1891.

(2) Le diabète survient souvent, consécutivement à l'épuisement nerveux, chez des goutteux ou fils de goutteux, dont les facultés intellectuelles étaient toujours en émoi.

ménopause. Les vieilles migraines, l'hérédité cérébrale, les affections hépatiques et pancréatiques, l'impaludisme, l'asthme et l'emphysème recevront les soins appropriés à ces maladies. Les secousses morales, les émotions vives, les tristesses et les soucis seront soigneusement évités, surtout *chez les arthritiques*. Ces derniers mâcheront avec soin leurs aliments (dentier prothétique, s'il est nécessaire), et entretiendront intégrales les fonctions de la peau, par l'exercice, les frictions et les bains. La transpiration cutanée joue un rôle important en pathologie : nous avons toujours observé le diabète moins grave *et plus curable*, chez les sujets dont les fonctions exhalantes de la peau étaient bien conservées.

Les professions qui prédisposent au diabète sont celles de rentier, de financier, de négociant, de cultivateur *enrichi*, de notaire, prêtre, médecin, magistrat, savant... C'est parce que les juifs occupent souvent les hautes situations du commerce et de la banque, et non (comme on l'a dit à tort) pour une question de race, qu'ils fournissent tant de victimes au diabète. Les professions qu'on doit surtout éviter, au point de vue prophylactique, sont celles qui entraînent une vie sédentaire avec des préoccupations pécuniaires ou intellectuelles exagérées.

L'hérédité du diabète étant fréquente et redoutable (les auteurs s'accordent, pour attribuer au diabète héréditaire, et surtout chez l'enfant, une gravité exceptionnelle), il faudra soumettre à une hygiène spéciale les *enfants issus de parents diabétiques*, On leur évitera l'internat, l'encombrement des villes, le surmenage cérébral. Ils mèneront la vie au soleil, en plein air, voués à un travail corporel méthodique, abrités de bonne heure contre l'ambition et contre les causes de tristesse. Ils seront soumis à un régime tonique et analeptique, et prendront des bains alcalins fréquents.

CHAPITRE III

L'HYGIÈNE DES DIABÉTIQUES

Régime diététique. — Agents physiques. — Hygiène morale.

> « L'hygiène préserve de la médecine. »
> (F.-V. Raspail.)

A. — RÉGIME DIÉTÉTIQUE

Chronologiquement, nous plaçons le régime hygiénique avant les modificateurs pharmaceutiques, parce que ces derniers peuvent vraiment peu de chose, s'ils ne sont aidés du régime et des agents physiques.

Le régime du diabétique est le régime *carné* : il consiste dans l'administration des viandes et dans l'interdiction du sucre et des féculents. La pratique prouve qu'il faut chercher à se rapprocher de ce programme, mais sans l'atteindre absolument dans toute sa rigueur. Le régime carné *exclusif* est intolérable pour tout animal, même pour les carnivores les plus complets. D'ailleurs, un diabétique *à la diète carnée absolue* continue à rendre du sucre, comme un diabétique que l'on priverait de toute nourriture. Si le régime *féroce* de Cantani réussit parfois, c'est que la graisse y est mêlée en abondance : l'ingestion des corps gras restreint la glycogénèse (Cl. Bernard). L'abus de la diète carnée éveille, d'ailleurs, fréquemment, chez le diabétique, la gravelle urique.

Contre la plupart des diabètes maigres, il est indispensable de prescrire un régime mixte : dans ces formes, la digestion, très compromise, empêche la viande de s'assimiler aisément : c'est alors que la diète lacto-alcaline est surtout capable de rendre des services.

Il ne faut jamais interdire les féculents, mais tâcher seulement qu'ils soient pris en très petite proportion, c'est-à-dire digérés et utilisés par l'organisme autrement que pour augmenter une glycohémie morbide. L'usage exclusif des albuminoïdes entraîne le développement de trop d'acides dans le liquide sanguin, ce « milieu intérieur ». C'est pour parer à ces inconvénients, bien plus sérieux que ceux résultant d'une glycohémie modérée, que Cantani imagina sa diète sarco-adipeuse et que Jaccoud employa la diète lactée exclusive. Bouchardat proscrit cette dernière avec raison, à cause de la lactine : il conseille l'usage de la crème.

On est tombé dans la même exagération pour le régime des diabétiques que pour celui des goutteux. On rend les goutteux anémiques en les sevrant de viande. En privant de pain les diabétiques, on leur amène la gravelle, la dyspepsie et les dangers de l'ictère, de la déchéance vitale... On les jette dans le marasme, quand ils ne meurent pas du coma diabétique (¹).

Il est curieux de constater combien les meilleurs

(1) J'ai constaté, maintes fois aussi, dans ma pratique, les accidents goutteux les plus graves succédant au régime antidiabétique : c'est surtout dans ces cas-là qu'il faut savoir se contenter d'une diététique mitigée.

J'ai constaté aussi deux cas d'angine de poitrine et de dilatation cardiaque chez des diabétiques arthritiques soumis aux rigueurs d'un régime albuminoïde exagéré.

esprits s'imprègnent aisément d'exclusivisme, Cantani, qui conseille dans son régime le plus de graisses animales possible, à condition qu'elles soient tolérées, repousse le beurre, à cause des traces de sucre de lait qu'il peut renfermer! Mais, en pratique, le beurre est un des aliments les plus précieux dans le diabète. Mieux digéré que les graisses, brûlé plus vite et plus complètement que les albuminoïdes les plus digestifs, le beurre préserve le diabétique de l'amaigrissement et de l'atrophie cachectique, en même temps qu'il sert d'aliment respiratoire très utile, dans une maladie qui tue si fréquemment par le poumon.

La sévérité du régime concorde peut-être avec les doctrines chimiâtriques : elle ne saurait s'accorder avec la réalité, qui proclame « l'impuissance de la chimie dans la cure du diabète » (Andral). C'est donc un abus préjudiciable au malade que de préconiser la diète carnée sévère.

Les plus simples notions physiologiques nous enseignent, d'ailleurs, qu'il faut varier les aliments, si l'on veut éviter la dyspepsie et le dégoût qu'entraîne fatalement l'alimentation exclusive. Rappelons-nous toujours que l'on a signalé l'apparition du coma diabétique à la suite de dérangements gastro-intestinaux. Combien ne vaut-il pas mieux risquer dans le régime quelques hydrocarbures amylacés, qui non seulement en rompent la monotonie, mais encore évitent les indigestions de la graisse, mal saponifiée par une bile rare et par un suc pancréatique fréquemment altéré !

Rien, d'autre part, ne révolte l'estomac comme l'abstinence prolongée du pain ordinaire. Toutefois, rien n'est plus pernicieux que de laisser cette substance à la discrétion du diabétique. De même qu'il y a des aliments *peptogènes* (comme le démontrait Corvisart), de même il y en a de *glycogènes*, c'est-à-dire stimulant singulièrement la fonction glycogénique du foie. Le pain ordinaire est le type de ces aliments, et son action sur la glycogénèse ressort péremptoirement des expériences célèbres de Pavy, de Tcherinoff, de Seegen et de Claude Bernard.

A cause de la difficulté de se passer de pain,

et de l'impossibilité de l'interdire aux diabétiques, on a fabriqué, avec le gluten ou *fibrine végétale*, véritable viande non animale, un pain spécial ou plutôt un échaudé fade, sec, amer, désagréable et renfermant, du reste, toujours, une proportion considérable d'amidon : 25 à 40 p. 100, dit Boussingault, c'est-à-dire plus que la brioche et que la pomme de terre, qui possède, elle, l'avantage inappréciable d'une grande richesse en sels de potasse.

« Certes, on s'habituerait plutôt, disait Pavy, à la privation totale de pain, qu'au régime du pain de gluten ! » Et Pavy proposa un pain ou biscuit d'amandes, très indigeste, et ayant, en plus, le désavantage de coûter très cher. Après lui, Lionel S. Beale proposa des gâteaux avec du son desséché et pulvérisé, et mêlé avec des œufs et du beurre. Camplin fit, avec des œufs, du pain de gluten et de la glycérine, un pudding plus agréable, et parfois capable, ainsi que le gâteau de W. Squire, de varier un peu le régime fatigant du diabète. Toutes ces préparations culinaires ne sauraient, à coup sûr, remplacer le pain dans ses fonctions usuelles alimentaires. Bérenger-Féraud a préconisé le pain de son : on peut l'essayer par l'iode, il renferme toujours de l'amidon. Nous le conseillons, quelquefois, pourtant, aux diabétiques constipés. Le pain pétri à l'eau de Vichy est une proposition théorique peu sérieuse de Grellety. Le pain de Palmer (de Birmingham), préparé avec le résidu de matières ligneuses de la pomme de terre, est une préparation baroque et immangeable. La pomme de terre est encore, évidemment, le moins nuisible de tous les féculents ; mais elle doit être mangée au naturel, bouillie ou cuite au four : les médecins les plus sévères la tolèrent aujourd'hui ainsi, dans l'alimentation des diabétiques, à la dose de 100 gr. à chaque repas.

Le pain de sarrazin, ceux de légumine ou de fromentine possèdent un goût trop peu agréable pour pouvoir entrer dans la pratique courante, puisque la plupart des malades leur préfèrent encore le gluten ! (¹)

(1) Nous exceptons, toutefois, le pain Desvilles au *soya hispida*, dont le goût est fort agréable et les propriétés anti-diabétiques certaines.

Trousseau et tous les grands cliniciens repoussent comme très négligeables, toutes ces préparations étranges et conseillent la plus petite quantité possible de pain de seigle ou de froment. Lécorché rentre dans ces vues : il règle d'après le pouvoir glycosurique du sujet le poids de pain qu'il peut lui laisser manger. On conseille généralement la croûte de pain : Esbach a démontré qu'elle est plus riche en farine que la mie elle-même : il s'en tient à la mie de pain de ménage rassis, aliment trompeur renfermant au moins 80 p. 100 d'eau. C'est aussi notre pratique.

Pourquoi les diabétiques adorent-ils le sucre, qui leur est certainement nuisible et qu'il faut, à tout prix, bannir de leur alimentation ? Cela tient à ce que, saturés, pour ainsi dire, par les matières sucrées imprégnant tous leurs tissus, ils ne sauraient percevoir la saveur du sucre qu'en prenant d'énormes doses de cette substance. Il est, toutefois, des produits sucrés qui n'augmentent pas le glycose urinaire : ce sont la lactose, la lévulose en petite quantité,

la gélatine, la glycérine, la mannite, l'inuline,
qui, d'après Külz (de Marbourg), peut être per-
mise avec moins d'inconvénients que la pectine,
renfermée dans les fruits mûrs et frais (pommes).
Contre la constipation, on peut avantageusement
introduire la mannite dans l'alimentation.

La saccharine, extraite du goudron de houille,
a un pouvoir sucrant 2 ou 300 fois supérieur à
celui du sucre. On peut en conseiller l'usage à
petites doses, sauf à la supprimer en cas d'inap-
pétence et de gastralgie. L'emploi simultané du
benzoate de soude m'a paru atténuer le pouvoir
irritant de la saccharine (¹).

Le diabétique doit renoncer complètement au
sucre, aux sirops, glaces, sorbets, miel, fruits cuits,
chocolat, noisettes, etc. Les fruits acides et quelques fruits sucrés peuvent être tolérés, à cause
de leur précieuse teneur en sels alcalins. Mais
il faut en user très modérément et proscrire
avec rigueur les marrons, les pruneaux et autres

---

(1) La saccharine Biard, l'*édulcor* et le *sucrin* sont des
saccharines purifiées, également dépourvues de tout inconvénient.

fruits secs; les fruits confits, les figues, dattes, oranges et grenades. Les pommes, poires, cerises, groseilles, framboises, fraises et ananas sont tolérables à faible dose. Les noix, olives, amandes et tous les fruits huileux sont à recommander; j'ai déjà banni la noisette, qui renferme de la matière féculente en notables proportions. Le raisin est toujours très nuisible. J'ai vu un diabétique mourir d'une cure de raisins.

La base de l'alimentation sera la viande, sous toutes ses formes: fraiche, salée et fumée, grillée, bouillie, rôtie ou en ragoût (*mais sans farine*), et les poissons de mer et d'eau douce. Hippolyte Cloquet, dans sa curieuse *Faune des médecins* (IV, p. 443), recommande aux diabétiques la chair du dindon. Nous la recommanderons également, persuadé qu'elle rentre (avec certains poissons à chair blanche) dans la catégorie des aliments avec lesquels le besoin de pain se fait généralement le moins sentir. Le foie des herbivores stimule puissamment la glycogénèse (comme leur rein stimule la diurèse): il doit être interdit au diabétique. En hiver, cependant, nous prescrivons volontiers aux diabétiques sujets à s'enhumer, l'huile de foie de morue à l'eucalyptol et au menthol: nous soutenons ainsi la fonction respiratoire, tout en réfrénant la maigreur, cette habituelle messagère de la banqueroute vitale.

Le malade mangera le plus possible des graisses, du beurre, des huiles, qui diminuent physiologiquement (Schiff, Bernard) la formation du sucre hépatique. Parmi les légumes, il choisira les plus riches en sels de potasse, qui sont, par ordre (Boussingault): les épinards, navets, pommes de terre, choux blanchis à plusieurs eaux, chicorée, laitue, haricots verts, oseille, céleri, asperges, artichauts (avec beaucoup d'huile), salsifis, concombres, salades diverses. Le radis noir doit également être permis. Il faut, après prescription de ces aliments, étudier les effets qu'ils produisent sur la glycosurie, et, selon les renseignements de l'analyse chimique des urines, augmenter ou diminuer leur quantité. Si beaucoup de légumes, (pommes de terre) sont saccharifiables et, partant, glycogéniques, il ne faut pas oublier que ces mêmes légumes peuvent, par leur richesse en sels potassiques, exercer sur la glycohémie la plus favorable action.

C. Paul (*Soc. de thér.* 1883) a constaté que l'usage de l'oseille et surtout du cresson diminuait sensiblement la glycosurie, Dujardin-Beaumetz affirme que cette action du cresson est commune à tous les crucifères et due au sulfure d'allyle. Mais l'acide oxalique a aussi une action anti-diabétique certaine ; c'est par lui qu'agit probablement le suc de canne sauvage, très usité contre la glycosurie dans les pays chauds.

Bouchardat a dressé des listes très variées et très complètes des aliments permis et conseillés aux diabétiques. Il prépare les sauces avec de la farine de gluten ou de son : il met dans les salades peu de vinaigre et beaucoup d'huile, de crème, etc. Il donne diverses recettes culinaires : crêpes au gluten, gaufres, etc., biscottes et biscuits, etc. Il trace aussi le régime intermédiaire par lequel un diabétique guéri ou très amélioré revient peu à peu à la vie alimentaire commune. Il passe successivement par les échaudés, le pain de son, le biscuit torréfié, les pommes de terre frites, les pieds de cochon à la Sainte-Menehould, les carottes. le melon, la bière non gazeuse et amère, etc.

Il y a à prendre et à laisser dans ces menues prescriptions, que nous jugeons peu utile de reproduire et fastidieux de critiquer dans leurs infinis détails.

On est parfois embarrassé pour formuler le potage des diabétiques. Les meilleures préparations culinaires sont : la soupe aux choux, le bouillon aux œufs pochés, la soupe à l'oignon et au fromage, sans pain, sans farine et sans pâtes (¹) ; la julienne, sans carotte ni navet ; la purée de poireaux et pommes peu épaisse. Comme hors-d'œuvre, on recommande surtout les sardines, le thon, les maquereaux et harengs à l'huile, le caviar, le lard, le beurre frais, les rillons et rillettes, le jambon gras, la hure aux pistaches, la graisse d'oie, les olives farcies d'anchois. Comme entrées, les huîtres *maigres* (portugaises et marennes) ; on se méfiera des huîtres grasses (os-

(1) Les pâtes au gluten peuvent être conseillées.

tendes, cancales, natives) très riches en substance glycogène ; la langouste mayonnaise, les œufs au jambon, les escargots, grenouilles, écrevisses, permettent, en variant l'alimentation, d'entretenir le fonctionnement intégral du tube digestif et facilitent la tolérance du régime carné rigoureux. L'introduction assez large du beurre, des corps gras et des huiles, dans l'alimentation, lutte contre l'échauffement habituel et supplée, jusqu'à un certain point, à l'insuffisance des féculents. Les fritures doivent être faites en remplaçant la pâte par du blanc d'œuf frais.

Les diabétiques doivent-ils céder à la soif qui les dévore et boire abondamment ? Non ; car les boissons abondantes, en lavant l'organisme de tout le sucre qu'il renferme, augmentent la production de ce dernier, et conséquemment la glycohémie elle-même. D'autre part, si le malade ne boit pas suffisamment, *il se déshydrate* (Bæker) : s'il est gras, il ne tarde pas à devenir maigre et à entrer dans la voie cachectique de la phtisurie sucrée. Le diabétique doit fuir tout ce qui peut contribuer à son dessèchement, à sa déshydratation ; toute spoliation de liquide retentit, chez lui, sur la nutrition en général et notamment sur la nutrition des éléments nerveux. Depuis les beaux travaux de Bühl, on considère avec raison le coma diabétique comme produit à la suite d'une augmentation subite de la densité du sang glycohémique. C'est pour cela qu'il survient à la suite des sueurs abondantes, des diarrhées profuses, et aussi de la privation de liquides (').

Il faut donc, au point de vue des boissons, renfermer la vérité hygiénique entre les deux extrêmes : ni trop, ni trop peu. On boira modérément, à petit coups ; on combattra la soif en se rinçant la gorge avec de l'eau glacée, ou en mâchant des grains de café ou de cacao torréfiés, ou encore des olives dessalées. Il faut redouter la bière allemande, trop riche en malt ; la limonade, le cidre et les vins sucrés ; boire des eaux minérales naturelles faiblement alcalines, des

(1) Nous avons vu, deux fois, le coma diabétique survenir chez des malades soumis au régime sec pour une prétendue dilatation d'estomac.

vins secs, du Xérès, du whisky ; du vieux Bourgogne coupé avec la macération de quinquina, ou additionné, selon les cas, de 10 grammes de sel de seignette par litre ; du café et du thé à la crème, avec un peu de kirsch, cognac ou rhum, que l'on pourra sucrer avec l'*édulcor*. Le diabétique s'abstiendra de lait et surtout de lait d'ânesse, très riche en lactose. Lorsque l'estomac est très irrité, je me loue ordinairement de l'emploi du kéfyr, à l'un des deux repas. Je préconise aussi la limonade lactique, la macération de quassia, la bière anglaise, *porter* ou *stout*.

Il faut absolument éviter les excès alcooliques, qui se produiraient fatalement, si l'on n'y prenait garde, étant données l'intensité de la soif et la nécessité de s'abstenir des sirops. L'abus de l'alcool crée cette redoutable hybridité morbide que Verneuil a fort bien désignée sous le nom *d'alcoolate de diabète*. La nutrition se ralentit, l'encéphale s'irrite, des phénomènes d'intolérance se manifestent de tous les points de l'organisme, surtout chez les diabétiques maigres. Enfin, c'est l'alcool qui produirait, d'après Marchal, M. Boyer, etc., ces démangeaisons génitales, ces balanites, ces *herpes præputiales*, qui se terminent, parfois, par des œdèmes phlegmoneux et des gangrènes péniennes.

Il importe de ne pas céder au sommeil après les repas, mais de faire un exercice modéré de quelques heures. Le diabétique ne se couchera que 3 ou 4 heures, après son dîner, comme le réclame impérieusement l'hygiène spéciale de sa nutrition.

L'indication primordiale, quelle est-elle ? activer cette nutrition. C'est pour cela, d'ailleurs, que nous rendons le régime assez lâche. Si les diabétiques s'affaiblissent volontiers et si leurs fonctions digestives (leur seule ancre de salut) arrivent presque toujours à se déranger profondément, cela tient souvent, hélas ! à ce que le médecin ordonne un régime impossible à suivre et à supporter.

Ne tombons point dans ce travers, et faisons un peu grâce à la nature humaine ; avec l'hygiène il est des accommodements ! La sagacité du praticien dictera, selon les cas, un régime relâché ou sévère, basé sur les renseignements de l'analyse et du diagnostic (1).

B. — LES AGENTS PHYSIQUES

L'exercice.

> « Les diabétiques ne guérissent que par l'exercice de toute la vie. »
>
> (BOUCHARDAT).

L'exercice est, dans le diabète, l'indispensable adjuvant du régime. Trousseau a connu des malades anciens qui, au moment des chasses, cessaient d'être polyuriques et polydipsiques, retrouvaient leurs forces ruinées, et allaient même, au milieu des fatigues exagérées, jusqu'à récupérer leurs facultés viriles, perdues depuis le début lointain de leur diabète.

(1) Avant de déterminer le régime d'un diabétique, il faut se rappeler qu'il faut à l'homme au moins 2,000 calories par jour; or, 1 gramme d'albumine équivaut à 4 calories, 1 gramme d'hydrocarbures et de graisses à 9 calories (Klemperer).

L'exercice forcé amène souvent des sueurs sucrées : lorsqu'elles sont modérées, elles sont favorables, dérivatives ; elle soulagent les reins irrités. Mais les sueurs profuses, que fait couler un exercice exagéré et sans graduation, sont déplorables pour le diabétique. Elles entravent la sécrétion urinaire et diminuent fatalement l'élimination du sucre, toujours plus complète par les reins que par la peau, qui n'est, comme on l'a souvent répété, que *le vicaire* de la sécrétion rénale. Qu'arrive-t-il alors ? Le sucre reste dans le sang ; l'inquiétant symptôme *glycohémie* augmente. Alors, toutes les conditions favorisent la production du coma diabétique ; cette complication n'est pas rare à la suite d'une marche trop longue. Le *surmenage* par les *voyages*, les refroidissements et la constipation qui en résultent, sont même les causes principales invoquées pour expliquer le *coma diabétique* par Saundby, l'auteur du travail le plus consciencieux et le plus riche sur ce sujet que possède la littérature médicale (*Birmingham med. Review*, January 1883).

De larges inspirations en plein air sont recommandables aux diabétiques. Plus l'air est oxygéné, plus sont marqués ses effets curatifs. C'est pour cela que le voisinage des forêts est si favorable à ceux qui ont besoin de comburer leur sucre en excès. D'après Scelles de Montdésert, c'est à l'ozone qu'est due surtout cette action comburante; aussi conseille-t-il de produire artificiellement l'ozone autour des malades. Je prescris parfois les inhalations d'oxygène (10 à 20 litres le matin) ; leur action est incontestablement adjuvante du traitement hygiénique, surtout si les poumons ont de la tendance à se prendre. Fontaine et Vigla préconisent l'aérothérapie (passer 2 heures 1/2 sous une cloche d'air comprimé à 1 1/2 atm.). — Bobierre conseille les fumigations d'eau chlorée, qui agissent par l'oxygène naissant.

Ces moyens divers ne sont pas à négliger, si le diabétique ne peut vivre la *vie en plein air*. Ils sont capables de l'aider à lutter contre l'action néfaste de l'atmosphère des villes, et surtout de l'air de la chambre « le plus mortel ennemi du diabétique ». (*Clemens*.)

La pratique des haltères, les mouvements d'entraînement du corps et des bras, les exercices de labourage, de chasse, d'escrime, de rame, patin, paume, billard, boules, crocket, etc.; en un mot, tous les jeux et exercices actifs, rendus attrayants par l'émulation qu'ils déterminent, sont ici des plus utiles.

Bouchardat prescrivait à ses clients de scier, fendre, tourner le bois ; de bêcher, piocher; de se livrer à la danse, et à une marche progressivement accélérée, avec ou sans fardeau. Le malade est revêtu d'une chemise de flanelle, qu'il change lorsqu'elle est trempée de sueur. Car il doit, à tout prix, fuir l'humidité et le refroidissement et rechercher la chaleur et le soleil. C'est surtout au diabétique que s'applique le mot de François de Sales : « Le feu est bon douze mois de l'année. » Il faut chauffer les appartements et le lit des glycosuriques, leur éviter avec soin les transitions thermiques. Tout refroidissement devra être immédiatement traité par des frictions avec de la laine imbibée d'opodeldoch, d'ammoniaque, voire même de teinture de cantharides, si la réaction est lente à s'opérer. Les sinapismes en feuilles et les boules d'eau chaude aux pieds rendent aussi de signalés services.

Les diabétiques prendront, deux fois par semaine, un bain tiède alcalin, additionné de quelques cuillerées de teinture de benjoin. De temps à autre, des bains de vapeur, d'eau de mer chaude, ammoniacaux, sulfureux, ou gélatineux, sont également bons. Quant à l'hydrothérapie, on fera bien d'en user avec certaines précautions, surtout si l'on a lieu de redouter des complications pulmonaires.

Quand les exercices et les bains seront devenus difficiles, par suite de répugnances invincibles ou d'un état de *faiblesse irritable* qu'il faut savoir respecter chez les diabétiques, on recommandera la promenade en voiture découverte, l'équitation modérée, la fréquentation d'un gymnase intéressant, les lotions excitantes avec massages, les frictions avec la brosse en caoutchouc, le gant de crin ou les tissus rudes, l'électricité statique.

Les climats chauds sont puissamment curatifs; Imray a cité plusieurs cas de guérison par leur action seule. W. Hunter, qui séjourna longtemps au Bengale, y vit guérir bien des diabétiques.

Christie, s'étonnant de la facilité avec laquelle le diabète guérissait à Ceylan, proposait, dès 1811, de soumettre les malades à l'action d'une haute température. Il est certain que les diabétiques qui peuvent séjourner pendant la mauvaise saison dans les stations d'hiver et surtout dans les villes maritimes du littoral méditerranéen (Nice, Alger) retirent de ce séjour les plus sérieux bénéfices pour leur santé générale ; je l'ai bien souvent observé, pour ma part.

C. — HYGIÈNE MORALE

> « Le moral n'est que le physique retourné. »
> (CABANIS).

A l'hygiène physique, s'additionne toujours l'hygiène morale. Ici, elle est d'autant plus importante, que le mal dérive fréquemment de commotions intellectuelles profondes et violentes : « L'évolution, comme l'aggravation du diabète, sous l'influence de vifs et profonds chagrins, sont des faits cliniques incontestables. » (*Bouchardat.*)

On écartera donc, avec soin, du diabétique l'ennui, la tristesse, la colère, les soucis, le désœuvrement et la contention d'esprit. Le malade fuira les passions vives, les excès vénériens. Il recherchera les distractions, les changements de milieu (fort utiles dans bien des cas où le diabète a une origine franchement nervosique), la tranquillité de l'esprit et la paix morale, le travail intellectuel régulier et modéré, puissante diversion à tous les maux !

L'influence des émotions morales se manifeste nettement, tant pour améliorer que pour aggraver le diabète. Bouchard a vu un Américain, qui, devenu diabétique sous l'action de luttes parlementaires obstinées, avait guéri à l'occasion d'un changement de ministère mettant fin à ses préoccupations et à son excessive activité. Cet homme vint en Europe guéri. Il alla faire une cure à Carlsbad, et pendant toute la durée de son séjour en cette ville, on ne trouva pas une fois de sucre dans ses urines. Le jour de son départ, il entre, pour une cause futile, dans une violente colère, ressent immédiatement de la sécheresse de la bouche ; et ses urines examinées renfermaient du sucre.

Landouzy (cité par *Dreyfous*, Th. de Paris) a rapporté le cas d'un commerçant dont le diabète s'était fortement aggravé sous l'inpression brusque d'un immense chagrin ; il avait été trompé pas sa femme.

J'ai observé, pour ma part, un cas de mort subite survenu chez un diabétique auquel on avait annoncé, sans ménagement, la mort imprévue d'un de ses amis et collègues en diabète.

Nous avons dit également que, dans les antécédents personnels ou héréditaires des diabétiques, se trouvaient souvent le nervosisme, l'hystérie et même l'épilepsie. Le traitement du diabète devra donc tenir grand compte du système nerveux ; la cure de la maladie ne peut s'assurer que par le calme, les distractions morales, les déplacements, la suppression des causes qui peuvent influencer en mal le système nerveux et aggraver ainsi la diathèse sucrée. Quand le moral est fortement atteint, l'hydrothérapie (douche de 30 secondes) sur la moelle et les reins sera essayée avec avantage.

Enfin, pourquoi oublierions-nous de recommander aux diabétiques d'avoir la prudence d'éviter les accidents et les traumatismes (accidentels ou chirurgicaux), ceux, du moins, possibles à conjurer ? C'est là une prescription des plus importantes d'hygiène et de prophylaxie : car du *trauma* résultent souvent, pour le glycohémique, les plus redoutables complications et (que de fois !) la mort...

CHAPITRE IV

LA MÉDICATION DES DIABÉTIQUES

> « La cause prochaine du diabète
> étant peu connue, il ne m'est possi-
> ble de proposer aucune méthode ra-
> tionnelle pour le guérir. Je pense
> qu'on y est rarement parvenu : et il
> me parait douteux que les guérisons
> observées puissent s'attribuer aux di-
> vers remèdes adoptés pour cet effet. »
>
> CULLEN (trad. Bosquillon, t.II, p. 450).

> « A pathogénie incertaine, théra-
> peutique flottante. »
>
> U. TRÉLAT

> « La multiplicité des causes et des
> formes produit cet effet que des
> moyens multiples amènent la guéri-
> son. »
>
> BROUARDEL (th. d'agrég., 1869.)

> « Rien ne prouve bien l'impuis-
> sance de notre art dans une maladie
> comme l'abondance des remèdes pré-
> conisés contre elle. »
>
> P. DIDAY.

Combien de médications on peut ajouter à l'in-
terminable liste que, de son temps, Sydenham

étalait déjà ! Que de faits publiés, que d'observations rapportées à l'actif ou au passif de tous les agents de l'arsenal thérapeutique ! Combien de spécifiques tombés dans l'oubli, puis ressuscités par le caprice ou la mode ! « J'en ai trop vu, de ces spécifiques, pour y croire », disait Forget. « La médication rationnelle du diabète est à trouver », disait Roche.

La multiplicité et la diversité des drogues préconisées contre une maladie prouvent, en général, deux points : 1° l'impuissance relative, le désarmement fréquent de la médecine devant la maladie en question ; 2° la diversité des formes morbides de l'entité pathologique, diversité qui ne saurait s'accommoder d'une thérapeutique univoque.

C'est bien cela pour le diabète, « maladie guérissant peu, mais qu'on panse », et dont les formes morbides sont assez multipliées pour qu'on puisse dire : chacun se fait à soi-même son propre diabète.

Toutefois, on peut reconnaître, pour fixer les idées, trois formes dans la maladie qui nous occupe : la forme *légère*, la forme *moyenne* et la forme *grave.* Contre la forme légère, on peut dire que l'hygiène et le régime, appliqués au début du mal, agissent généralement : les cas de guérison passeraient même pour plus fréquents, si l'on ne considérait (à tort selon nous) les formes légères comme des *glycosuries* passagères ou symptômatiques. Pourquoi la forme légère du diabète n'existerait-elle pas, alors que toutes les nosohémies et toutes les diathèses présentent leurs variétés atténuées ?

La forme moyenne du diabète peut guérir, mais avec le concours d'une médication, généralement de la médication *alcaline*, qui, unie au régime, est d'une efficacité incontestée. Dans la forme grave, le régime est peu utile, au contraire parfois même nuisible, et la médication alcaline est mal supportée, parfois même dangereuse. C'est alors surtout qu'il faut faire des efforts thérapeutiques, ne négliger aucune indication symptômatique et appeler à son secours tous les auxiliaires curatifs dont on dispose, mais en prenant toujours pour guide le divin précepte : « *Primo non nocere.* »

La prudence thérapeutique ne saurait défaillir,

si l'on observe strictement le malade au point de vue clinique. Ce qui nuit au malade, et conséquemment au médecin, ce sont les idées préconçues, l'abus du *magister dixit* et des médications toutes faites ; bref, les entraînements exclusifs de la doctrine.

Les principes exposés déjà dans nos préliminaires nous dispensent d'insister sur ces points importants et de parler de la médication étiologique, qu'il faut toujours appliquer avant tout, si l'on a eu le bonheur de remonter jusqu'à la cause plausible du diabète. Un bon médecin ne laisse passer aucune indication : Wisaxe, ayant observé un cas de diabète dont le développement avait coïncidé avec l'abandon du tabac à chiquer, fit reprendre l'habitude perdue, et le malade guérit...

Avant d'entrer dans la thérapeutique rationnelle du diabète, signalons quelques médications illusoires ou mauvaises dont il faut, *a priori*, généralement se garer.

L'azotate d'urane (Curie) 5 à 15 milligrammes par jour, est donné *sans succès* par les homœopathes, sous prétexte que (d'après les expériences de Leconte), il rendait les animaux diabétiques. Divers *alcaloïdes* (digitaline, vératrine, pilocarpine, aconitine) sont inutiles et dangereux : inutiles à petites doses, dangereux à hautes doses.

L'électrisation des pneumogastriques au cou, vantée par Semmola, peut déterminer des syncopes mortelles, et n'a jamais donné de guérisons avérées.

Quant à la *métallothérapie*, elle n'est pas encore sortie (si jamais elle en doit sortir) de la période d'empirisme.

Les idées doctrinales ont poussé Piorry à préconiser, dans le diabète, l'abstinence de boissons, la diète sèche et la restitution à l'organisme, par les voies digestives, du sucre qu'il perd par les urines. Alvarez (de Cadiz) a marché sur ces traces et donné de la tisane très sucrée ; Burresi (de Sienne), Andral, Williams, Corfe, Budd, etc., ont également introduit le sucre ordinaire, le sucre candi, la mélasse et le miel dans l'alimentation. On peut dire que *souvent* cette pratique a été sans danger. *Le sucre n'est pas la glycose*, et la transformation du sucre de canne en sucre interverti exige un puissant effort de l'acte digestif. A haute dose, toutefois, le sucre engendre des troubles digestifs et des fermentations nuisibles. Il est mauvais pour les diabétiques, comme le fer à haute dose, le mercure à haute dose, la chaux à haute dose, sont mauvais dans le traitement de l'anémie, de la syphilis, du rachitisme. Le traitement de Piorry ira rejoindre sa nomenclature dans les ténèbres de l'oubli ; il ne s'applique qu'à des cas très rares et probablement idio-syncrasiques.

La médication rationnelle du diabète consiste « à *empêcher l'introduction du sucre et la glycogénèse et à arrêter la désassimilation organique, tout en activant la combustion et l'élimination du glycose.* » Telle est la formule thérapeutique du diabète, à laquelle il faut ajouter le *traitement des symptômes* et des épisodes morbides, ainsi que la prévention et la cure des complications qui peuvent survenir. Quant à la médication *hydrologique*, elle doit faire l'objet d'un chapitre à part.

Les premiers agents susceptibles d'enrayer la glycogénèse, sont :

Les eupeptiques. — Activant l'assimilation, ils

sont les indispensables adjuvants du régime carné. L'acide lactique (Cantani, Balfour), la pepsine, additionnée d'acide chlorhydrique (Copland), la présure (à la dose de 3 à 6 cuillerées par jour) ont rendu de bons services. W. Bird Herepath a vanté la levûre de bière (3 ou 4 cuillerées par jour dans du lait), pensant convertir le sucre en alcool et en acide carbonique : vue de l'esprit !

On peut, avec avantage, suivant l'exemple de Cantani, *pancréatiniser* les graisses. Haller, en enlevant le pancréas à des chiens, a produit chez eux tous les symptômes du diabète ; et Baumel affirme que c'est l'absence du ferment diastatique du pancréas qui explique le mieux la transformation incomplète des amylacés et la production de la glycémie et de la glycosurie. Pour favoriser la transformation des féculents en glycose dans le tube digestif, il est donc naturel de songer à s'adresser aux préparations de pancréas.

C'est dans la classe des agents eupeptiques que rentre le plus naturellement la *médication alcaline*, cette médication héroïque du diabète. Les alcalins, en effet, fluidifient la bile, en rétablissent le cours, détruisent ainsi la constipation ; ce sont des cholagogues précieux par leur action sur le foie, organe qui s'atrophie si fréquemment dans le diabète, où la mort arrive souvent par cirrhose. De plus, les alcalins déterminent l'assimilation du glycose, qui se transforme, sous leur influence, en glyciates, ulmiates et formiates alcalins ; les formiates eux-mêmes se transformant, en présence de l'oxygène du sang, en acide carbonique et en alcalis libres. Secondairement, les alcalins détruisent la lactescence des humeurs de l'œil et rendent parfois ainsi à la vision sa clarté.

Mialhe donnait les alcalins à hautes doses : 20 grammes de bicarbonate de soude, 5 grammes de magnésie calcinée et 2 bouteilles et demie d'eau de Vichy tous les jours. Il aimait à dire que, si l'on trouve des fruits sucrés dans la nature, c'est que ces fruits sont diabétiques : ils transforment l'amidon en sucre, sans pouvoir brûler ce dernier. Mais, si l'on arrose les arbres avec des liqueurs alcalines, les fruits perdent bientôt leur saveur sucrée, en guérissant de leur diabète.

Il faut employer le bicarbonate de soude à 10

grammes au plus par jour, et en interrompre l'emploi dix jours au moins par mois ; car il est débilitant et colliquatif. Quant au *lait de magnésie*, il ne faut pas non plus en abuser : le tube digestif des diabétiques renferme des acides en telle abondance, qu'une superpurgation se produirait avec la plus grande facilité. Il vaut souvent mieux employer l'eau de chaux, eupeptique alcalin excellent et n'ayant point les mêmes inconvénients.

Martin-Solon préfère aux préparations sodo-potassiques celles *d'ammoniaque*, qui stimulent au lieu d'affaiblir et rétablissent la sécrétion de la sueur tarie. Pavy, Bartholow, Bouchardat emploient le carbonate d'ammoniaque (1 à 2 grammes avant le repas). Je lui préfère le *borate*. Adamkiewicz, à la Charité de Berlin, emploie le chlorhydrate. Les phosphates, tartrates, benzoates et citrates de chaux, soude, potasse, lithine et magnésie ont aussi été employés par divers auteurs.

Après les alcalins, nous devons également placer les *strychnés* dans le groupe des eupeptiques. Nervins par excellence, ils augmentent la nutrition et diminuent la polyurie et la constipation. Mais leur action primordiale est surtout stomachique. La strychnine a notamment une merveilleuse action pour enrayer l'apparition des troubles digestifs profonds, qui précèdent si ordinairement l'autophagie finale. M. Jaccoud ordonne, d'abord, une cuiller à café d'une solution à 5 centigrammes de sulfate de strychnine pour 50 grammes d'eau. Le malade débute donc par un demi-centigramme par jour et va jusqu'à 2 centigrammes et demi ; pour excipient, on peut aussi choisir la teinture d'écorces d'oranges amères. Outre l'action eupeptique de la strychnine, ce médicament tétanique agit certainement aussi par une action élective sur la moelle.

Il faut employer avec beaucoup de circonspection les *dérivatifs* dans le diabète. Les purgatifs, vomitifs et diurétiques sont souvent nuisibles, lorsqu'ils dépassent leur action : ils causent une spoliation aqueuse trop rapide et trop énergique pour ne pas être dangereuse. L'émétique surtout, qu'on a l'habitude de prescrire d'une façon trop banale, est souvent funeste aux diabétiques. V. Gauthier, dans un article de la *Revue de la Suisse*

Romande, le contre-indique formellement, à la suite d'un cas de coma diabétique survenu par cette médication, La *diurèse* par le nitre et l'urée (Ségalas), les préparations de *colchique* (Roche) de *digitale* (Christie), de *calomel* (Robinson) et de *phosphate de soude* (Sharley), préconisées par les auteurs, sous l'influence d'idées doctrinales plus ou moins fausses, ont dû entraîner la mort d'une foule de diabétiques. De même la méthode *antiphlogistique* des saignées lombaires ou hypogastriques (Borsieri) destinée à *décongestionner les reins* mégalisés (!!) C'est enfin sous l'impulsion fausse de la théorie rénale de la glycosurie, que certains auteurs préconisèrent la médication *balsamique :* le copahu (Sydenham), la térébenthine (Schonlein), le baume du Pérou en solution éthérée (Van Nes et Raiken), etc.. Rayer et Trousseau ont fait, avec raison, justice de cette médication, où brille l'absence complète de sens commun. Comment, d'ailleurs, des idées pathogéniques fausses n'entraîneraient-elles pas une thérapeutique à l'envers ?

Pour enrayer la glycogénèse morbide, on s'est

encore adressé aux *antifermentescibles*. Sydenham employait le camphre, que Peyraud et Lafargue (de Bordeaux) ont, en vain, tenté de remettre en honneur de nos jours. Puis, on a employé la créosote, les sulfites alcalins, l'acide phénique, et parcouru toute la gamme des antiseptiques, au grand détriment des pauvres estomacs des malades. L'acide phénique, — même donné selon la méthode d'Orson Millard (deux gouttes à chaque repas dans un mélange d'huile de morue et de fer dialysé) — a causé des troubles digestifs profonds et provoqué des néphrites albumineuses.

Les sulfites de soude ou de magnésie (4 grammes par jour en quatre fois, — Mancini et Polli) ne sont point meilleurs. L'acide salicylique, d'une action nulle à faibles doses, est singulièrement mal toléré à 5 ou 6 grammes, même dans l'eau de Carlsbad (Schœtzke). Quand au salicylate de soude, il est moins nuisible, probablement parce qu'il est alcalin ou agit comme tel ; mais il n'a qu'une action antidiabétique de faible durée, même aux fortes doses de 9 à 16 grammes par jour ; il semble agir surtout en enrayant les échanges nutritifs, ce qu'il faut, avant tout, éviter, pensons-nous. Conclusion : nous n'avons donc pas grand chose à attendre des antifermentescibles.

Il en est tout autrement des *narcotiques*, des sédatifs, des névrosthéniques. L'opium. qui en est le type, est un agent qui jouit, depuis Aetius, d'une réputation *méritée* dans le traitement du diabète. Utile surtout au début, parce qu'il supprime la torture du réveil nocturne pour boire et uriner, l'opium diminue, polyurie, polydipsie et polyphagie, détermine des sueurs, restreint la glycogenèse par son action élective sur le foie, endort en quelque sorte la dénutrition, comme un agent d'épargne, à la façon des cendres sur le feu. Il met, si l'on veut dire comme Pécholier, la nutrition en « catalepsie »; il mérite enfin d'être considéré comme un des bons palliatifs du diabète, surtout au début.

Smith, Payne, et surtout W. Pavy, préfèrent la codéine, avec laquelle on peut enrayer le mal *sans narcotiser le malade*, à condition de commencer par des doses faibles. Brunton a démontré que l'on peut commencer par 1 centigramme ou 25 milligrammes, même, trois fois par jour, d'emblée. Carafy a été jusqu'à 75 centigrammes trois fois par jour. Le mémoire de Smith rapporte de nombreux cas de guérison : l'auteur y met la codéine au-dessus de la morphine et des autres opiacés ; thériaque, poudre de Dower, élixir parégorique, etc. Il a raison, croyons-nous, quoique avec exagération pourtant.

La *valériane*, si puissante contre le diabète insipide, agit mal contre le diabète sucré ; Lécorché l'accuse de produire la diarrhée. La *belladone* et l'atropine (Morand) ont pu modérer la glycosurie : mais, comme l'a fort bien dit Bouchardat, ce sont des agents perturbateurs trop marqués, pour être vraiment curatifs. Il en est de même de l'antipyrine, que nous avons vu, plusieurs fois, provoquer l'albuminurie.

La *bromure potassique* (1 à 3 grammes) par jour a été préconisé par Begbie, Kulz, Forster, Führbringer, Besnier, Ricord, et récemment par Félizet. Employé avec prudence, il est capable de rendre quelques services dans les diabètes nerveux. Mais il déprime trop les forces, affaiblit le cerveau et diminue la résistance, déjà si compromise, de l'organisme. S'il cause de l'acné et des furoncles, on peut (à l'exemple de Legrand du Saulle chez les épileptiques), l'unir à l'arséniate de soude ; ce que nous avons fait, souvent avec succès, dans notre pratique.

L'*hydrate de chloral* fait disparaître le sucre des urines chez les chiens dont on a piqué le quatrième ventricule. D'ailleurs, l'urine des animaux chloralisés ne contient jamais de sucre (Mering et Musculus).C'est en s'appuyant sur ces expériences physiologiques qu'Ecklard a pu, avec quelques succès, dit-il, employer le chloral dans le diabète. C'est un sédatif, comme le bromure de potassium, l'antipyrine, le bromure de camphre, l'éther (Brera), l'assa fœtida (Hufeland). Capables de quelques services dans certains épisodes du diabète, tous ces médicaments antispasmodiques ne sauraient jamais prétendre à constituer une méthode thérapeutique.

La *quinine*, médicament vaso-moteur, possède, à haute dose, comme Semmola le démontrait dès 1855, une action antidiabétique réelle. Worms l'a administrée, dans une trentaine de cas, à la dose de 40 centigrammes en deux fois, pendant quinze à vingt jours. Il a obtenu une tolérance parfaite et (sans le secours du régime) une diminution marquée de la glycosurie : si donc la quinine ne fatigue pas trop l'estomac, on pourra en user comme de l'un de ces médicaments d'*expédient* dont nous avons parlé. De même l'*ergot* de seigle, qui est susceptible de diminuer la quantité des urines et celle du sucre qu'elles renferment : J. Hunt commence par 4 grammes d'ergotine, trois fois par jour, et augmente progressivement la dose, jusqu'à 30 grammes, s'il n'existe pas de troubles vasculaires.

La médication *altérante*, dont les agents ont tous une action plus ou moins marquée sur le foie, renferme d'excellents médicaments: nous voulons parler surtout du manganèse et de l'*arsenic*. Le nitrate d'argent a amélioré momentanément un malade de Trousseau et Pidoux ; l'acétate de plomb est vanté par Richter ; le chlorure de sodium par M. Raynaud, le cuivre métallique par Grazzini, le sulfate de cuivre ammoniacal par

Berndt. Tous ces agents sont illusoires ou dangereux, capables, tout au plus, comme nous l'avons
déjà dit, d'exercer sur la dystrophie organique
une révulsion passagère.

L'*iode* et les iodures sont incontestablement
bons : ils activent les fonctions du foie (Bouchard)
et guérissent certaines formes de diabète. Mais il
faut les manier avec prudence et délicatesse, pour
éviter l'intolérance fréquente de l'estomac à leur
égard. Ricord donne 5 à 10 gouttes de teinture
d'iode ; Burget 10 à 20 centigrammes de protoio-
dure de fer ; je préfère l'iodure de sodium, à 1
gramme. Moleschott (de Rome) prescrit l'iodoforme, 10 à 40 centigrammes en 24 heures et ob-
tient, dit-il, en quelques semaines, sans le secours
du régime, la disparition complète de l'uroglycosie. Je n'en ai jamais rien obtenu pour ma part.

L'*arsenic* est sans contredit, l'un des meilleurs
agents thérapeutiques à diriger contre les formes
rebelles du diabète. Dès 1834, Berndt l'employait
à sa clinique de Greifswald. Puis, Trousseau,
Leube, Ziemssen, Saikowsky, Guéneau de Mussy
(Noël), etc., l'essayèrent non sans succès. On peut

prescrire généralement de 10 à 30 gouttes de liqueur de Fowler dans de l'eau distillée de cannelle.

Les arsénicaux déterminent assez souvent, d'abord, des troubles digestifs, des coliques violentes et de la diarrhée. Puis l'accoutumance s'établit et le diabète le plus grave subit presque toujours de notables amendements. La quantité d'urine diminue ; puis parallèlement la glycosurie, la glycogénie et la glycémie atténuent leurs sévices. Hessinger, Quinquaud, Hanot et Longevialle ont démontré, par des recherches expérimentales et cliniques, que l'arsenic réussit dans le diabète, à la faveur d'une action stéatogène destructive sur la cellule hépatique, action assez analogue à celle du phosphore, mais plus facile à tempérer thérapeutiquement : « *L'arsenic est le frein modérateur par excellence du diabète.* » Quinquaud).

Clemens (de Francfort), Bekai et Karanyi (de Buda-Pest) ont rapporté de nombreuses observations favorables au *bromure d'arsenic*, pris dans une solution aqueuse très étendue. La médication lithino-arsénicale de Martineau est plus employée et rend assez habituellement de bons services chez les diabétiques arthritiques : à chaque repas, on prescrit, dans un verre d'eau de Vichy ou de Vals, 50 centigrammes de benzoate de lithine et 5 gouttes de liqueur de Fowler.

C'est également par une action directe sur le foie qu'agissent les préparations de *manganèse*. Éliminées par la sécrétion biliaire, elles sont également stéatogènes et fort utiles, à petites doses, surtout quand le diabète s'accompagne d'engorgement hépatique. Dès 1853, Sampson préconisait le permanganate de potasse ; trente ans après, Masoin rapportait à l'académie de médecine de Belgique les heureux résultats qu'il devait à cet agent thérapeutique. J'ai fréquemment recours à son emploi, chez les sujets anémiques et lymphatiques principalement. Constamment, j'ai obtenu de grands succès curatifs de cet agent, à la fois alcalin et hématogène, qui possède sur la cellule hépatique une action élective évidente (1).

(1) Notre savant confrère, le Dr Degoix, a obtenu plusieurs guérisons de diabétiques par l'emploi de notre formule à base de permanganate potassique.

Pour arrêter la désassimilation organique, les *toniques* et reconstituants, les *amers*, les astringents, et enfin les *agents d'épargne*, aideront puissamment le régime. Les anciens, dans l'espoir d'agir sur les reins, siège présumé du mal et d'entraver la colliquation urinaire, employaient des astringents énergiques : vitriol, alun, petit lait aluminé (Cullen), cachou, tannin, kino (Sandras). Aujourd'hui, nous nous en tenons aux amers, aux apéritifs et aux toniques ordinaires : gentiane, quassia et quassine, simaruba, rhubarbe et cannelle mélangés, quinquina et colombo. Le sozygium jambolanum, préconisé par le docteur Benatvala, n'agit pas autrement que comme un tonique astringent.

Les préparations *ferrugineuses* rendent souvent de grands services : ce sont les coryphées de la médication tonique. Les capsules de Baudon, à base d'arséniate de fer et de strychnine, permettent un prompt relèvement des forces et une notable diminution de la glycosurie morbide.

Les *dynamophores* (coca, café, thé) sont aussi très utiles comme agents d'épargne. La noix de kola est surtout à la mode. Le guarana et principalement le maté, en infusions chaudes, m'ont rendu, dans cet ordre d'idées, les plus importants services.

La glycérine peut être considérée, enfin, comme l'un des agents utiles de la médication d'épargne, à la condition de ne pas dépasser 30 à 50 grammes par jour (Seegen). Par son goût sucré, elle permet de mitiger la sévérité du régime ; on en fait des liqueurs, sirops, limonades ; on la mélange avec du rhum, de l'acide tartrique, de la menthe, de l'anis, de la teinture d'oranges amères, du cacao (chocolat à la glycérine). La quina Rocher lui doit sa réputation anti-diabétique méritée. La glycérine combat la constipation, augmente la sécrétion biliaire, engraisse les diabétiques amaigris, et atténue la cachexie finale. Après Pavy, Abboth Smith et Schultzen (de Dorpat), qui ont reconnu ses précieuses propriétés pour la digestion et la nutrition des diabétiques, le docteur V. Desguin (d'Anvers) l'a administrée avec le plus grand succès. Il recommande, avec raison, d'éviter les hautes doses, qui mé-

nent au glycérisme, et de l'employer très pure.
Impure, en effet, elle est dangereuse, en raison
des matériaux putrides qu'elle renferme, et des
abcès viscéraux qui en sont la conséquence.
Seegen a, d'ailleurs, prouvé tout récemment que
le sucre urinaire peut très bien se former aux
dépens de la glycérine.

CHAPITRE V

LE TRAITEMENT HYDROLOGIQUE

> « La chimie de la nature vaut mieux
> que celle du laboratoire. »
>
> (BOURDON.)

Par leur action mystérieuse et puissante, les eaux minérales « ces médicaments animés et vivants », comme les nommait Pidoux, expulsent souvent de l'organisme les maladies chroniques constitutionnelles, rebelles à la thérapeutique ordinaire.

Cette puissance d'action de la médication thermale se révèle surtout dans le diabète. Quant il tient manifestement de la diathèse uricémique, quand le diabétique est gras, quand les manifestations du mal ne sont pas trop confirmées, le diabète (on peut le dire) *guérit* à Vichy, à Carlsbad.

D'après la valeur qui doit être assignée aux alcalins en diabétothérapie, on conçoit que les eaux minérales naturelles alcalines tiennent la tête, dans la thérapeutique hydrologique de la maladie. Elles favorisent puissamment les oxydations organiques, facilitent la digestion, activent l'assimilation et améliorent, conséquemment, la nutrition tout entière. Au bout de deux ou trois semaines passées aux eaux de Vichy, le tableau du diabète change complètement d'aspect. Les urines acides se neutralisent ; la soif et la polyurie s'éteignent ; l'eupepsie s'établit, par la régularisation et la modération progressives de l'appétit. Les démangeaisons et les éruptions furonculeuses disparaissent ; parfois aussi, l'anaphrodisie diminue.

Les eaux alcalines ne sont donc pas de simples palliatifs. Ce sont des agents efficaces et vraiment modificateurs. toujours très facilement supportés : *susceptibles de guérir*, malgré les écarts de régime de la vie d'hôtel, les eaux minérales alcalines agissent sur la suractivité morbide de la glycogénèse hépatique. Elles refrènent la désassimilation qui transforme les albuminoïdes en glycogène et en graisse.

Les eaux alcalines sont contre-indiquées dans les diabètes aigus et fébriles, si graves, de l'enfance et de la puberté (Durand Fardel), dans la phtisie diabétique, et lorsqu'il y a tendance à l'acétonémie et aux complications nerveuses (débilité profonde du système nerveux, lésions cérébro-cardiaques des vieillards).

L'eau chaude diminuant la glycosurie, il faut conseiller, préférablement, dans Vichy, *Grande-Grille* et *l'Hôpital*. Mais toutes les sources de Vichy peuvent être utilisées, selon les cas. On ordonne généralement, durant un mois, tous les jours, de 4 à 6 verres d'eau (450 à 600 grammes), un bain chaud à 34° et une douche chaude d'eau minérale. Il n'est pas prudent de dépasser 4 à 6 verres d'eau : la *cachexie alcaline* n'est pas un leurre, et elle existe pour tous ceux qui ont pu, comme nous, apprécier, *de visu*, les alcalins, eurs bienfaits et leurs méfaits.

Les eaux carbo-sodiques gazeuses (Vals) et bicarbonatées-calciques gazeuses (Pougues-Saint-

Léger), joignent à des effets résolutifs des effets toniques et reconstituants. Les eaux de Vals (Saint-Jean, Précieuse et surtout *Impératrice* et Dominique) sont d'excellentes *eaux de table*, qui permettent de parfaire à domicile une cure commencée à Vichy. Elles excitent le système nerveux, maintiennent l'intégrité gastrique, empêchent l'hypérémie hépatique, arrêtent la fonte du corps et « font que les diabétiques se prolongent indéfiniment et vivent presque comme des gens bien portants. » (Dr Clermont).

Dans les eaux alcalino-gazeuses, le fer, dont l'acide carbonique est le « le passeport », amende l'anémie ; il nourrit l'hématose et fortifie l'économie entière : tels sont les effets de Saint-Léger transportée.

L'association du chlorure de sodium et de l'arsenic dans les eaux minérales est bonne aux diabétiques amaigris, chez lesquels l'azoturie contre-indique Vichy et Carlsbad. Mais il ne faut pas oublier, comme nous le fait remarquer Durand-Fardel, que le bicarbonate de soude a une place notable dans l'analyse de *La Bourboule*

« cette lymphe minérale » assez vantée, depuis Gubler, pour le traitement du diabète confirmé et cachectique.

Saint-Honoré, sulfo-arsénicale, est excellente pour les diabétiques à poitrine faible et délicate.

Royat, pour les arthritiques anémiés ou lymphatiques, constitue une station thermale de premier ordre, qui améliore puissamment l'état général. Elle est indiquée, préférablement aux bicarbonatées fortes, chez les malades affaiblis, anémiés, lymphatiques, qui supportent mal les alcalins à haute dose. Outre les bicarbonates, Royat contient, en effet, de la lithine, du chlorure de sodium, de l'arséniate de soude et du bicarbonate de fer, qui contrebalancent efficacement les effets débilitants des composés sodo-alcalins. Châtel-Guyon, par son action stimulante hors de pair sur les échanges nutritifs, rendra également de grands services, toutes les fois qu'on aura lieu de suspecter l'obstruction des vaisseaux portés et l'engorgement du système veineux abdominal.

Les eaux ferrugineuses d'Antogast, Gastein,

Forges, Orezza, Spa (Pouhon), Court-Saint-Étienne, etc., sont favorables quand le diabète est cachectique, mais toujours dépourvu de lésions pulmonaires. Ces eaux, de même que Hombourg, Pyrmont, Schwalbach, Constantins-Quelle, etc., sont utiles quand le sucre a disparu des urines, et lorsqu'il est nécessaire d'achever la restauration de l'organisme.

Les eaux chlorurées et bromurées sodiques fortes de Salins-les-Bains, Salins-Moutiers, Salies, Niederbronn, Canstatt, Kissingen, et surtout Besançon, etc., ont une action tonique et sédative excellente dans certaines formes de diabète dyscrasique, lorsque le vice nutritif est à son comble, et que l'organisme, vigoureux, a su résister aux lésions organiques.

Les bains de mer et l'atmosphère maritime sont très utiles aux diabétiques affaiblis, lorsque la réaction est restée bonne et qu'il n'y a, chez eux, aucune tendance prononcée aux complications nerveuses et éréthiques. Il faut surtout choisir des *stations méridionales*, afin de surajouter le bénéfice du climat aux autres moyens curatifs, avant que le malade, affaibli, n'arrive à une période avancée et incurable de sa cachexie.

Pour ne pas étendre indéfiniment ce chapitre d'hydrologie thérapeutique, nous signalerons seulement les noms des eaux salines et sulfatées calciques capables de rendre des services à la cure des diabétiques : Bagnères, La Motte, Bourbonne, Bourbon-l'Archambault, Plombières, Contrexéville (diabète goutteux), Vittel, Évian, (diabète avec polydipsie marquée, ayant résisté aux cures alcalines), Capvern, etc., pour ne parler ici que de la France.

CHAPITRE VI

LE TRAITEMENT DES SYMPTOMES, DES ÉPIPHÉNOMÈNES & DES COMPLICATIONS

La chirurgie des diabétiques

A. — SYMPTÔMES DU CÔTÉ DU TUBE DIGESTIF

Lèvres gercées, langue fendillée, muqueuse bucco-pharyngienne rouge et brûlante : ces états morbides, ordinaires chez les diabétiques, sont certainement pour beaucoup dans la soif inextinguible qui tourmente ces malades. Aussi, ne faut-il pas négliger leur thérapeutique symptômatique. Les gargarismes acidulés, les badigeonnages au suc de citron, les applications glacées, les gargarismes d'eau boriquée, d'acide

7.

phénique (2 ou 3 gouttes quatre fois par jour dans 30 grammes d'eau); les collutoires antiscorbutiques réussissent fréquemment. On peut également essayer un moyen recommandé par Piorry: l'aspiration continue, àtravers l'eau fraîche, d'un air que l'on retient longtemps dans les parties les plus profondes de la bouche et près du pharynx.

L'*angine sèche* et la *langue pileuse* sont également propres au diabète. La langue pileuse se traite en passant sur la muqueuse linguale un pinceau imbibé d'acide acétique étendu; l'angine sèche, par des badigeonnages avec parties égales de glycérine et de teinture de *capsicum annuum*.

Les *dents* recevront les soins et pansements appropriés à leur état. La prothèse dentaire rend de grands services aux diabétiques.

Le *pyrosis*, la *gastralgie*, la dilatation de l'estomac seront traités par les opiacés, la craie préparée, le phosphate de chaux, le charbon végétal, le salicylate de magnésie ou le salol : les vomissements et la diarrhée, par l'eau de chaux, le bismuth, les opiacés, les lavements d'infusion de camomille glycérinés. L'*hépatite* sera soignée par les cataplasmes, le calomel, les lavements froids, les alcalins *intus et extra*, la diète lactée, la suppression de toute boisson alcoolique, l'iode et les iodures *à petites doses*.

La *constipation* des diabétiques devra être énergiquement combattue. Bouchardat donne la graine de moutarde blanche, le remède de Durande (huile de ricin et éther), la magnésie calcinée. Ordinairement, les purgatifs résineux (coloquinte, scammonée, podophyllin), réussissent mieux. La *quassine* est également un bon médicament, qui a le double avantage de régulariser les selles en excitant l'appétit, sans avoir l'inconvénient de faire une déplétion séreuse trop forte : c'est, en outre, un bon tonique. Elle s'applique donc au diabète, et elle nous rend des services journaliers dans la médication de cette maladie. Un bon purgatif est également le *fiel de bœuf*, que Goschen donne à la dose de trois cuillerées par jour, et auquel il ajoute, s'il est nécessaire, des pilules de savon médicinal.

B. — COMPLICATIONS PULMONAIRES

La *pneumonie* est souvent très grave et même foudroyante. On se trouvera souvent bien des émissions sanguines, jointes aux toniques et à l'opium (injections de morphine) qui diminueront la dyspnée excessive. Éviter les vésicatoires.

La *tuberculose*, très fréquente et très grave de 15 à 20 ans, rare chez les diabétiques riches (Durand-Fardel), s'acquiert par épuisement progressif, et revêt une forme sournoise et torpide. L'huile de foie de morue, les préparations phosphatées calciques et arsénicales, les badigeonnages iodés, les ventouses sèches, la poudre de Dower, etc., réussissent à pallier cette redoutable complication, mais l'arrêtent rarement.

L'*asthme* appartient généralement à la période initiale du diabète ; il est le plus souvent *bénin*. Il disparaît dès que la glycosurie est installée.

La *congestion pulmonaire* généralisée se traite par l'alcool, les frictions sèches, les ventouses, la saignée, le bicarbonate de soude à haute dose ;

l'hydro-gemmine Lagasse combattra avantageusement les bronchites.

C. — COMPLICATJONS URO-GÉNITALES

La *balanite*, le *prurit* génital dû à l'ecz:ma ou à l'herpès, la leucorrhée, etc., guérissent par des soins de propreté et par des formules appropriées. Les lotions et poudres antiseptiques réussissent ordinairement, parce qu'elles tuent les mycéliums et les spores que produit la fermentation sucrée. Quant au phimosis diabétique, il faut se garder de l'opérer, et se borner à en faire la dilatation par l'éponge préparée.

La *pneumaturie* diabétique est une complication assez rare, décrite par le docteur Guiard (Th. de Paris 1883) ; elle consiste dans le développement spontané de gaz dans la vessie, sous l'action probable du ferment de la levure. Le traitement consiste en injections de nitrate d'argent au 1/500 ou d'acide borique au 1/100.

La complication de *néphrite albumineuse* sera traitée comme l'albuminurie l'est ordinairement :

on y prêtera évidemment plus d'attention qu'au diabète lui-même. La diète lactée fera souvent disparaître l'irritation rénale. Si l'albuminurie cachectique s'accompagne de consomption glycosique rapide, on ajoutera au traitement de la viande crue et du chlorhydro ou lacto-phosphate de chaux, de l'iodure de fer, de l'extrait de quinquina, du lactate de strontiane.

D. — ACCIDENTS NERVEUX

Ils sont imprévus, mobiles, bizarres; ils vont de la simple faiblesse musculaire jusqu'à la paralysie, en passant par les névralgies, les anesthésies, l'angine de poitrine.

Les *névralgies* dyscrasiques du diabète sont très douloureuses et résistent aux traitements ordinaires (Worms); elles s'atténuent ou s'aggravent selon l'état de la glycémie (Drasch, Buzzard).

Le *coma diabétique*, presque toujours fatalement terminé par les convulsions et par la mort, est dû à l'*acétonémie*. Nous avons déjà dit, au point de vue du régime, ce qu'il fallait faire pour éviter l'empoisonnement du sang par l'acétone. Il ne faut pas abuser du régime carné (Jœnnickx, Bier-mer, Ebstein) ; il faut fuir les exercices violents, les émotions vives, la fatigue de voyages exagérés ; Cyr a vu l'acétonémie éclater chez des Anglais venus de leur pays pour suivre la cure de Vichy. L'ébranlement violent du système nerveux par un excès quelconque, l'impression subite du froid ou du traumatisme, enfin la constipation opiniâtre en sont aussi des causes, qu'il faut, à toute force, éviter aux diabétiques : elles ont un effet certain sur la production du coma.

Quant au traitement des accidents comateux eux-mêmes, on a employé l'acide salicylique (Buzzard), *très mauvais* ; on a donné des alcalins à haute dose, des inhalations d'oxygène, des préparations alcooliques et éthérées. On a fait la transfusion du sang, on a conseillé les drastiques, les injections intra-veineuses de phosphate de soude et de chlorure de sodium (Taylor). Ce qu'il est le plus rationnel d'appliquer comme traitement, ce sont les excitants diffusibles et les irritants cutanés (révulsifs dans la région du foie, ordinairement enflammées). En outre, il faudra se garder prudemment des narcotiques, qui augmentent le symptôme *coma*. J'ai eu le bonheur de traiter et de guérir un cas de coma diabétique, chez un sujet traité par l'antipyrine: je me suis servi d'injections sous-cutanées avec la teinture éthérée de digitale.

E. — COMPLICATIONS CHIRURGICALES

La vulnérabilité cutanée des diabétiques rend souvent ces complications redoutables. Pour éviter les *phlegmons* et la *gangrène* diabétiques, il faut prendre garde aux traumatismes de tout genre, éviter les contusions, les chaussures étroites, les cors mal coupés, les piqûres, les saignées, les vésicatoires, les opérations du phimosis et de l'hydrocèle, les extractions dentaires (qui s'accompagnent souvent d'hémorragies incoercibles). Il faut ne faire, chez les diabétiques, que les opérations *indispensables*, même quand les tissus sont encore jeunes et non altérés profondément. Quant à la gangrène diabétique, elle est surtout produite par l'*alcoolisme*, qui se combine trop souvent avec le diabète et lèse profondément les vaisseaux.

Les *anthrax* furonculeux n'ont aucun besoin d'être opérés ; mais dans les anthrax diffus, il ne faut pas hésiter à intervenir, de bonne heure, avec de vastes incisions, surtout quand la santé du diabétique n'est pas encore profondément altérée.

Quant à la *cataracte*, les diabétiques ne sont pas du tout des *noli me tangere* opératoires. Souvent même, l'opération n'est suivie d'aucune réaction phlegmasique, et est couronnée de succès, si le traitement général du diabète est appliqué, et s'il n'existe pas de lésions *profondes* de l'œil. Pour l'iridectomie, il faut, nous dit Galezowski, être plus réservé à son égard.

D'une façon générale, on devra toujours choisir les *méthodes de chirurgie non sanglantes*, et s'efforcer de diminuer auparavant la glycohémie ; enfin bien mettre en parallèle l'utilité de la réussite opératoire avec les accidents auxquels le malade est exposé.

En face des affections chirurgicales, traumatiques ou opératoires des diabétiques, il faut placer les *pansements antiseptiques*, les bains tièdes, phéniqués et prolongés, le *repos absolu* du membre malade et le *régime serré* pour faire disparaître les éléments qui favorisent le mal et en assurer la limitation. Les anthrax incisés, les phlegmons débridés guérissent généralement assez vite dans ces conditions.

Quant aux *amputations*, elles sont, suivant Verneuil :

Permises, si elles n'aggravent point la maladie antérieure ;

Utiles, quand elles amendent un état sérieux ;

Indispensables, quand elles remédient à un danger immédiat.

Si l'on meurt peu du diabète lui-même, en revanche, on meurt beaucoup des complications que, mal soignée, cette affection attire et sollicite. C'est pourquoi le diabétique ne devra jamais se hâter (malgré les analyses les plus favorables en apparence) de renoncer à son traitement et de mépriser son régime.

Malheureusement, les malades sont toujours trop pressés de vouloir guérir ! Ils n'acceptent qu'en rechignant les traitements chroniques à longue portée.

L'espoir d'une cure éloignée leur semble une eau bénite médicale, d'une extrême amertume : ils préfèrent s'adresser aux vrais charlatans, qui leur affichent la guérison en quelques heures! Pope est dans le vrai :

« O blindness to the future, kindly given! »

F. — ACCIDENTS OCULAIRES DU DIABÈTE

Ils ont été synthétiquement décrits, dans ces derniers temps, par le docteur Martin.

Voici les conclusions de M. Martin (Th. de Montpellier, 1891).

« Les troubles de l'accommodation d'origine diabétique consistent en paralysie de l'accommodation avec quelquefois apparition d'un état hypermétropique non préexistant; celui-ci dépend probablement des variations dans la réfringence des milieux oculaires, tenant à la présence du sucre dans ces milieux.

Souvent, il y a une myopie tardive. Elle s'accompagne de lésions des membranes profondes.

L'amblyopie sans lésions appréciables à l'ophtalmoscope se caractérise par la diminution de la vision centrale avec conservation de la vision périphérique, et notamment pour le rouge et le vert. Elle paraît dépendre d'une névrite rétro-bulbaire à marche lente.

L'hémiopie diabétique n'est quelquefois qu'une forme qu'affecte le scotome amblyopique; cependant, l'hémiopie véritable existe dans le diabète et est homonyme, croisée ou supérieure.

La diplopie sans lésions musculaires est précurseur de lésions rétiniennes.

L'ecchymose de la conjonctivite bulbaire est quelquefois un des premiers signes du diabète.

L'épisclérite chronique peut dépendre de la glycosurie.

Les paralysies musculaires diabétiques les plus fréquentes sont celles de la sixième paire. Celles de la troisième et de la quatrième sont exceptionnelles. »

CHAPITRE VII

ESSAI DE SYNOPSIS CLINIQUE

On peut distinguer, en somme, trois variétés principales de diabètes : le diabète *gras* (hépatique, arthritique, constitutionnel) ; le diabète *maigre* (pancréatique) ; le diabète nerveux (d'origine cérébro-spinale).

Le diabète gras se nomme ainsi à cause de son embonpoint constamment précurseur. Ses débuts, insidieux, se manifestent ordinairement par des troubles dyspeptiques et par divers symptômes intellectuels : perte de l'aptitude aux affaires; difficulté dans les labeurs habituels ; tristesse faisant place à un caractère jusqu'alors enjoué.

Le diabète maigre, envisagé comme lié à des altérations, encore mal connues, du pancréas, présente un début brusque, une marche rapide. Tandis que le diabète gras met parfois 30 ou 40 ans à évoluer, celui-là accomplit en 2 ou 3 années son œuvre de mort. Ses signes les plus graves sont : la maigreur, souvent extrême ; la chute et la cassure des ongles ; la calvitie en clairières ; la carie dentaire parcellaire, (le malade cueille ses dents, selon Dieulafoy) ; l'œdème des membres inférieurs ; un état général de profonde déchéance et de sénilité précoce. Le diabète maigre tue par la localisation fréquente du poison dans les centres nerveux (coma diabétique) ou par une congestion pulmonaire rapide, que provoquent un refroidissement, une hydrothérapie mal conduite, etc. Le diabète si grave des enfants est ordinairement un diabète maigre à forme galopante : il est souvent méconnu, d'ailleurs.

Le diabète nerveux est celui qui succède à des lésions cérébrales ou médullaires, plus rarement à des sciatiques anciennes, à l'ataxie locomotrice. Les fatigues cérébrales exagérées du jeu et de la politique, la culture intellectuelle intensive entraînent assez souvent cette forme morbide. Claude Bernard affirmait qu'un tiers de tout Paris littéraire, scientifique et financier souffre (parfois sans le savoir) du diabète sucré. Le diabète des vieillards affecte souvent la forme nerveuse; Blanchet a noté, comme symptômes précoces de la glycosurie sénile, l'avarice soudaine et les idées délirantes de ruine.

Il existe, enfin, des glycosuries intermittentes et transitoires chez les anciens dyspeptiques, chez les sujets qui mangent trop et trop vite, chez ceux dont la mastication est insuffisante, dans les corporations religieuses (trappistes) dont le carême est de toute l'année. Les nations qui abusent du riz (Indiens), des mets sucrés (Persans), les viveurs qui font excès de champagne ou de bière de Malt; les sectaires allemands ou anglais, livrés au régime végétal rigoureux, etc., présentent de nombreux cas de diabètes, d'origine alimentaire. La pathologie comparée nous apprend aussi la fréquence de ce mal chez les chevaux et les singes, et sa rareté dans la race nègre.

Dans le sexe féminin, on a, de tout temps noté les influences provocatrices de la grossesse, de l'allaitement et de l'âge critique. Fry, qui a étudié les rapports de la grossesse et du diabète, affirme que le diabète entraîne généralement l'accouchement avant terme, et que l'état morbide s'améliore singulièrement après la délivrance. Le diabète passager qui suit fréquemment l'accouchement, vient probablement de ce que l'organisme féminin a pris l'habitude de fabriquer du glycose en excès pour la consommation spéciale du fœtus. Chez les nourrices, le sucre succède à l'interruption de l'allaitement; il vient alors de la sécrétion lactée (lactose ou sucre de lait), ainsi que le prouvent, irrécusablement, des expériences faites sur les vaches. Quant à l'âge critique, les troubles nutritifs intenses, éveillés dans l'économie féminine par la cessation d'un flux qui a dominé toute l'existence du beau sexe, expliquent suffisamment son influence morbide.

Les anciens diabétiques, quelles que soient la forme et l'origine de leur maladie, constituent, pour tous les germes infectueux, d'excellents milieux de culture: l'érysipèle, les furoncles, les anthrax, les phlegmons, les abcès, la gangrène, semblent se donner rendez-vous chez les diabétiques mal soignés. Frerichs affirme que les deux cinquièmes des diabétiques succombent à la phtisie pulmonaire ; Rostan avait émis déjà une proposition analogue, qu'il ne savait pas devoir démontrer par sa propre mort. On explique cette prédisposition tuberculeuse en supposant que le bacille de cette maladie a, pour le sucre, une certaine affinité. Mais je crois que c'est surtout la débilité générale qui augmente, ici, l'aptitude morbide et ouvre les portes de l'économie déchue au mal qui est l'expression quintessenciée de la misère physiologique. Ce qui le prouve, c'est que la phtisie diabétique est ordinairement sèche, froide, torpide et sans réaction (Pidoux), comme si l'on avait arraché à l'inflammation ses matériaux d'entretien.

Les manifestations eczémateuses, qui dégénèrent parfois en gangrène, paraissent dues ordinairement à l'irritation des tissus dermiques par le sucre. Cette influence est évidente, en tout cas, pour les *diabétides* génitales : le contact habituel de l'urine sucrée suscite des fermentations spéciales, qui donnent naissance à des cryptogames assez analogues à ceux du muguet des bébés ou

de la levure de bière. C'est aussi à une dégéné-
rescence produite directement par le sucre sur la
nutrition du cristallin qu'il faut rapporter la formation des cataractes diabétiques. Si vous satu-
rez de glycose, au moyen d'injections intra-veineuses, les tissus d'une grenouille vivante, vous ne
tardez pas à voir, chez ce batracien, les cristal-
lins s'opacifier (expérience de Richardson).

Pour finir, encore un mot de pratique sur les
dangers du régime carné excessif. Il faut surtout
s'en garder chez les diabétiques habitués, de
longue date, à un régime végétal : sinon, vous
risquez de voir apparaître le redoutable *coma*.
Cette complication, si souvent mortelle, s'an-
nonce par une odeur vineuse des urines, qui
rougissent par l'addition de quelques gouttes
de perchlorure de fer (formation d'acide diacé-
tique) et par l'odeur pomme-reinette de l'haleine.
A propos des analyses d'urine, outre le sucre
et l'albumine, elles devront toujours mention-
ner les pertes en urée : car plus l'azoturie est
marquée, plus la consomption est prochaine, im-
minente.

Après ces quelques considérations, d'une incontestable portée clinique, je puis maintenant présenter au lecteur, sous forme de tableaux, le synopsis philosophique du traitement du diabète.

Tableau résumant les indications d'une méthode thérapeutique rationnelle

Trois genres de Médications.

Deux traitements parallèles	1. Traitement Diététique.
	2. Traitement Médicamenteux.
1º Médication causale	(Il faut toujours chercher à l'établir : mais la cause échappe souvent)
2º Médication doctrinale ou dogmatique	A. Empêcher la production et l'introduction du sucre.
	B. Arrêter la désassimilation.
	C. Activer la combustion et l'élimination du glycose.
3º Médication des symptômes ou traitement des indications	A. Toniques et reconstituants.
	B. Médecine des symptômes ppt dite.
	C. Traitement des épiphénomènes.
	D. Traitement des complications.

Tableau de la Médication dite doctrinale ou dogmatique.

A. Empêcher l'introduction du sucre et la glycogénèse.

1º par le régime.
2º par les eupeptiques.
3º par les dérivatifs (vomitifs, purgatifs, diurétiques).
4º par les antifermentescibles.
5º par les névrosthéniques.
6º par les altérants.

B. Arrêter la désassimilation organique.

1º par le régime.
2º par les toniques et reconstituants.
3º par les agents d'épargne ou dynamophores.

C. Activer la combustion et l'élimination du glycose.

1º par les oxydants.
2º par les ferments.
3º par l'exercice.
4º par l'excitation cutanée.
5º par les fondants (alcalins, iode).
6º par les purgatifs et diurétiques.

Médecine des Symptômes.

Symptômes digestifs.	Traitement de la stomatite. »　　　de la pharyngite. »　　　de la périostite alvéolo-dent^{re} »　　　de la dyspepsie et gastralgie. »　　　de la constipation et diarrhée. »　　　des complications hépatiques.
Symptômes pulmonaires.	pneumonie et congestion. tuberculose. asthme.
Symptômes uro-génitaux.	prurit génital. balanite, phimosis. pneumaturie. néphrite. albuminurie.
Symptômes nerveux.	névralgies. coma.

Complications chirurgicales.
Complications oculaires.

Tableau de la médication hydro-minérale.

Eaux alcalines chaudes : Vichy *(dans la forme ordinaire)*.

Eaux carbo-sodiques gazeuses : Vals, St-Léger *(pour la cure à domicile)*.

Eaux chlorurées : Royat *(débilité générale, sans lésions pulmonaires)* ; Châtel-Guyon, La Bourboule *(arsénicale)*.

Eaux chloro-bromurées fortes : Besançon *(dans les formes dyscrasiques rebelles)*.

Eau sulfureuse arsénicale : Saint-Honoré *(tendances aux complications pulmonaires)*.

Eaux salines ; Plombières, Bourbonne.
Eaux sulfatées : La Motte, Contrexéville.
Eaux ferrugineuses : Capvern, Spa.
Eaux indifférentes : Alet, Evian.

Moins actives, elles sont à essayer quand les alcalins ont échoué.

APPENDICE

LE FORMULAIRE DU DIABÈTE

> « Ego medicus sum : non autem
> » formularum præscriptor, »
> (Sydenham).

> « L'art de formuler est la portion
> » la plus utile de l'art le plus utile
> » que l'homme ait inventé. »
> (Sandras).

Tisane anti-diabétique (Schultzen, de Dorpat).

℞ Eau de fontaine................ 1 litre.
Glycérine très pure......... 20 à 30 gr.
Acide citrique.............. 5 gr.

f.

pour boire dans la journée.

Pilules de Berndt

℞ Acétate de morphine .... o gr. 15
    Sulfate de cuivre ammon .... o   30
    Extrait de fiel de bœuf 4
    Poudre de quassia amara.... 4

F. S. A. des pilules de o.10 centigrammes.
5 matin et soir.

Potion à la codéine (W. Squire).

℞ Codéine pure................. o gr. 20
    Alcool à 90°................. 10
    Eau distillée................ 10
    Glycérine très pure.......... 90
          M. S. A.

Une cuillerée à bouche le soir.

Diabète uricémique (Ebstein).

1° Tous les matins, 2 gr. de salicylate de soude dans un verre d'eau de Carlsbad.

2° Avant chaque repas, 1 gr. d'un mélange de craie préparée et de magnésie calcinée (parties égales).

Mixture de Frémy.

℞ Glycérine neutre................. 15 gr.
Soluté d'iodure de fer 5
Chlorhydrate de morphine... o o1
M. S. A.
(à prendre en 3 fois, dans les 24 heures)

Remède de Füller

℞ Racines de salseparcille concassées. 180 gr.
Raisins secs de Corinthe coupés.... 240
Eau de fontaine.................... 6000
faites bouillir jusqu'à réduction de moitié à la colature, éteignez dans cette décoction.
Chaux vive...................... 500 gr.
Doses : 90 gr. 3 fois par jour.

Elixir ou liqueur (Audhouï).

℞ Glycérine pure............... 40 gr.
Vieux rhum................. 15
Essence de menthe......... 11 gtt[s]
m.
La moitié après chaque repas.

Lait magnésien de Mialhe

℞ Magnésie calcinée.......... 100 gr.

Eau de fontaine............. 800

Broyer à l'eau, faire bouillir en agitant sans cesse, passer et ajouter :

Hydrolat de fleurs d'oranger. 100 gr.

Dose : une cuiller à bouche le matin, à midi et le soir.

Pilules de Moleschott.

℞ Iodoforme.......... 1 gr.

Ext. de lactucarium. 1

Coumarine........ 0.10 centig. (pour masquer l'odeur

Gomme adragante.. Q. S.

pour 20 pilules.

De une, deux fois par jour, jusqu'à 8.

Pilules de Huchard.

℞ Chlorure de sodium
Benzoate de lithine } ââ 10 gr.

Arséniate de soude   0.10 centigr.

m. pour 100 pilules toluifiées.

4 à 10 par jour.

Pilules de Biett.

℞ Arséniate de fer.............. o gr. 01
Ext. de houblon.............. o   05
Poudre de gaïac.........)
Glycérine pure..........) àa Q. S.

m. pour une pilule
A prendre avant chaque repas.

Potion de Sandras

℞ Julep gommeux............. 100 gr.
Carbonate d'ammoniaque.... 3
Vieux rhum................. 10
M.

A prendre en deux fois (ne pas mettre de sucre dans le Julep); faire quatre repas par jour avec 1 kilogr. de viande, 6 œufs en omelette, pas de pain, et pour boisson *Vichy-Célestins* pure.

Formules de Hill-Hassal.

℞ Teinture d'opium camphrée)
Acétate de potasse........) àa 2 gr.

Sirop d'écorces d'oranges amères   6
Infusion de quassia amare..... 50
M. S. A.

A prendre en quatre fois par jour.

Administrer 3 fois par jour un décigramme de sulfate de quinine.

Autre formule du même.

℞ Teinture d'opium camphrée... 6 gr.
Alcool camphré .... X gtt⁵
Phosphate de soude....·..... 0.50 cent.
Infusion de quassia.......... 50 gr.
m

A prendre en 3 fois chaque jour.

Diabète maigre (Lauccreaux)

1° Régime composé surtout de lait et d'albuminoïdes.

2° Pancréatine, 1 à 2 gr. par jour, pour suppléer à l'insuffisance fonctionnelle du pancréas.

3° Combattre les accidents comateux et dyspnéiques par l'usage des drastiques.

Pilules de Vigier.

℞ Benzoate de lithine.......... o gr. 10

Arséniate de soude.......... o   200

Extrait de gentiane.......... o   05

m. pour une pilule

3 par jour.

Traitement du diabète (Jaccoud).

℞ Sulfate de strychnine........ o gr. 15

Eau distillée 150

m.

faire prendre 1, 2, 3 cuillerées à café par jour de cette solution dans du *sirop* d'écorces d'oranges amères (?).

Electuaire d'Audhoui.

Délayer 4 gr. de poudre de Kina jaune royal dans un petit verre de vin blanc sec. Ajouter 2 gouttes d'acide sulfurique dilué.

Agiter.

Boire d'un trait, de deux jours l'un, une heure avant le déjeuner.

Pilules (Vindevogel).

℞ Lactate de fer................ 8 gr.
Arseniate de'fer............ o   20 cent.
Ext de noix vomique....... o   50
Ext. de gentiane........... 3
      m. pour 100 pilules.
3 à 5 par jour (aux repas).

Bols diaphorétiques (Bouchardat).

℞ Thériaque .... 4 gr.
Carbonate d'AzH³.......... 2
Extrait thébaïque.......... o   05 cent.
      M. S. A.

pour 6 bols (à prendre dans les 24 heures). Je les conseille souvent contre la *polyurie*, concurremment avec la faradisation du rachis (Monin).

Diabète nerveux (Monin).

℞ Eau distillée................ 300 gr.
Elixir parégorique.......... 30
Teinture de Baumé........ ⎫
    —   d'aloès........ ⎬ ââ 8 gr.

Salicylate de soude........)
Bromure de sodium.......) àà 10 gr,

m

Une cuiller à soupe avant chaque repas.

Après chaque repas, vingt gouttes du mélange suivant (Monin).

℞ Ext. fluide de quinquina....)
—   de kola........ (
—   de coca........ (àà 10
—   de maté........)
M. S, A.

Diabète chez l'enfant (Morton)

℞ Pâte de pain pour un pain de 250 gr.
Citrate de soude cristallisé... 5
Eau chaude................ q. s.
F. S. A.

Ajouter à ce pain du lait et de l'eau ferrugineuse comme boisson.

West conseille également, dans le diabète infantile, 3 cuillerées à café, à dessert ou à bouche selon les âges et les cas) de l'œnolé suivant :

℞ Vin de quinquina............ 100 gr.
 Acide chlorhydrique méd....   1
  M.

Diabète infantile (Heine)

℞ Sulfate de fer............. 0 gr. 05 cent.
 Poudre de rhubarbe........ 0   15
  M.

pour un cachet à prendre avant chaque repas,

Pilules ferro-manganiques (Blaud).

℞ Sulfate ferreux crist. et porphyr. 7 gr. 50
 Sulfate de manganèse porph.. 2   50
 Carbonate de soude crist...... 12
 Gomme adragante 60
 Eau distillée................ q. s.
 F. S. A. des pilules de 20 centigr. (de 2 à 6 par
jour, aux repas.)

Glycosurie (Degoix)

« Le traitement qui nous a été indiqué par notre éminent collègue et ami le docteur Monin (par

le permanganate de potasse) est, de tous, celui qui amène, le plus rapidement, le soulagement symptômatique et la chute progressive de la glycosurie. Voici la formule de Monin :

» Permanganate de potasse, 1 gramme par 20 grammes d'eau ; commencer par prendre au commencement de chacun des deux principaux repas, quinze gouttes de cette solution dans un verre à Bordeaux de vin. La dose peut être augmentée progressivement jusqu'à vingt-cinq et trente gouttes à chaque repas. »

Et le docteur Degoix publie, à l'appui de sa précieuse observation, plusieurs cas typiques de guérisons, empruntés à sa pratique si active et si étendue (¹).

(1) Depuis plus de dix ans, écrit le docteur Monin, j'emploie contre le diabète une solution de permanganate de potasse très pur, au 1/20.

A conserver dans une bouteille jaune foncé.

« Je prescris de 10 à 40 gouttes, progressivement, avant » le repas dans un tiers de verre de Bordeaux pur. Les malades » ne se plaignent aucunement du goût de cette mixture. » J'ai même vu des diabétiques me dire *qu'elle améliorait leur* » *vin.* » (Répertoire de pharmaciac 1890) .

Pilules toniques laxatives (Bouchardat).

℞ Aloès des Barbades pulv........ ⎫
 Ext. alcoolique de noix vomique ⎬ āā 1 gr.
 Lactate de fer pulv............ ⎭
 Sulfate de quinine................ 2
     f. quarante pilules.

Une à trois, au repas du soir des diabétiques, pour maintenir la liberté du ventre et relever les forces. (Dans cette formule, je remplace avantageusement l'aloès par l'éuonymine.

Eau de chaux composée (Carmichaël).

℞ Gaïac râpé................. 100 gr.
 Sassafras râpé............... 10
 Réglisse râpée.............. 20
 Semences de coriandre....... 5
à faire macérer deux jours dans
    Eau de chaux............ 1500 gr.
Passez (un verre par jour).

Mixture contre la stomatodysodie diabétique (Monin).

℞ Eau distillée de menthe poivrée . 300 gr.

   »   de laurier cerise... 10

Essence de menthe............ X gtt⁵

Borate de soude............. 4 gr.

M. S. A.

Se laver la bouche 3 fois par jour avec cette mixture (').

Fermentations intestinales (Monin).

℞ Poudre de gentiane.......... 10 gr.

Lactate de soude........... 5

— Naphtol β........... 2

M. S. A.

Une demi-cuiller à café avant chaque repas.

[Pilules laxatives et apéritives contre le diabète (Hufeland).

℞ Rhubarbe pulv.............⎫

Fiel de bœuf...............⎬ āā p. æq.

Savon méd.................⎭

(1) Voir *Monin* : Les Odeurs du corps humain...

F.S.A. des pilules de 10 centigr. (de 5 à 10 par jour, à toutes les périodes du diabète sucré).

Collutoire (Monin).

℞ Glycérine pure................ 100 gr.
   Teinture de cochlœaria......... 15
   Chlorhydrate de cocaïne....... 1
              M.

en badigeonnages dans l'angine et la stomatite des diabétiques.

Potion contre le coma diabétique (Monin).

℞ Eau glycérinée................ 160 gr.
   Esprit de Mindererus......... 10
              M.

Une cuillerée toutes les heures.

Infusion contre l'anorexie chez les diabétiques névropathes avec atonie des parois de l'estomac de l'intestin (Souligoux).

℞ Quassia amara...............   ⎫
   Feuilles de trèfle.............   ⎪
    —   de Menthe...........   ⎬ āā p. æq.
   Petite centaurée..............   ⎪
   Écorce de frêne...............   ⎭

Faire infuser le mélange dans de l'eau froide (10 gr. par litre d'eau), et boire à jeûn une tasse de cette infusion.

Complications cardiaques du diabète (Schmitz).

Pour combattre cette variété de coma, ordonner les évacuants, le café, le long séjour au lit. Trois fois par jour, 15 gouttes de :

℞ Alcool camphré ....⎫
　Teinture de musc.........⎬ ââ p. è.
　Teinture de castoréum....⎭
M.

Atonie digestive (Monin).

℞ Eau distillée de goudron...... 500 gr.
　Liqueur de Fowler........... 2
　Acide chlorhydrique méd...... 10
M. S. A.

Un verre à liqueur après chaque repas.

Traitement de la balano-posthite diabétique (Oscar Simon).

1° Lavages et soins de propreté fréquents, alca-calins (à titre préventif) ;

2° Après chaque miction, lavages et injections sous-préputiales avec l'eau phéniquée au 1/150 ;

3° Saupoudrer trois fois par jour le sac préputial avec :

4 Poudre d'amidon.......... ⎫
  Oxyde de zinc pur........ ⎭ àà 25 gr.

  Acide salicylique.........   1

Mêlez intimement.

4° En cas de phimosis, injections boriquées ous préputiales, puis, injection modificatrice avec solution de nitrate d'argent au 1/100. Pas d'opération.

Dyspepsie des diabétiques (Monin)

4 Poudre de noix vomique..... ⎫
  Quassine amorphe.......... ⎭ àà 2 gr.

  Poudre de craie préparée......   4

        M. et div. en 20 cachets.

Un avant chaque repas.

Prurit des diabétiques (Monin).

N. B. — Nous donnons plusieurs formules à employer successivement en cas d'échec. Il est bon de faire des lavages fréquents à l'eau tiède vinaigrée ou phéniquée, d'essuyer avec un linge doux avant d'appliquer les topiques suivants ;

A. ♃ Glycérolé d'amidon........... 50 gr.
      Acide phénique............ 0 25 cent.
      Ess. de citron pour parfum.. q. s.
      Chlorhydrate cocaïne...... 0 50
               M. S. A.

B. ♃ Linoline pure............. 125 gr.
      Acétate de zinc........... 1
      »   morphine...... 0.15 cent.
               M. S. A.

C. ♃ Eau de roses............. 30 gr.
      Huile d'amandes douces .. 12
      Baume du Pérou......... ⎫
      Poudre de gomme arabique ⎭ 8
             M

en badigeonnages avec un pinceau.

D. *Lavages avec glycérine boratée ; poudrer de salicylate de bismuth.*

E. Lavages avec *solution concentrée de brômure de potassium.*

F. ℞ Hydrolat de roses......... 250 gr.
Hydrate de chloral........ 10
M. pour lotions. (Vidal).

Prurit génito-urinaire des diabétiques (Doyon).

℞ Lait d'amandes.......... 50 gr.
Sublimé corrosif .... 0.25 cent.
Chlorure d'ammonium.... 0.25
M. S. A. pour lotions.

On peut aussi employer une solution d'ichthyol au 10ᵉ.

Eczéma vulvaire du diabète (Fournier)

Le caleçon de caoutchouc est toujours utile ; il en est de même des pommades à l'oxyde de zinc, au bismuth et des grandes aspersions à l'aide des poudres inertes telles que celle de talc. On emploie aussi avec avantage de l'acide chrysophanique en badigeonnages sous la forme suivante :

Chloroforme,............. 100 gr.
Gutta-percha.............)
Chrysarobine du commerce) ȃȃ 10
M.

Anthrax diabétique.

L'opérer au thermo-cautère; faire un spray phéniqué souvent répété et des pansements humides au coton iodoformé.

Pharyngite diabétique.

℞ Décoction chaude de tête de pavot 250 gr.
   Glycérine très pure 50
   Chlorate de potasse............. 15
          M.

en gargarismes.

Gargarisme antizymotique (Polli).

℞ Eau distillée de fleurs d'oranges. 500 gr.
   Hyposulfite de soude............ 25
          M.

Amaurose diabétique (Furnari).

℞ Huile de noisettes......... 120 gr.
   Baume Fioraventi.......... 15

Ammoniaque liq.......... 7
Sulfate de strychnine..... 0.40 cent.

M. S. A.

pour frictions sur les tempes 3 fois par jour.

Préparation du bromure d'arsenic
(liq. de Clemens)

Mettre dans une éprouvette :

Acide arsénique ASO^3 ⎫
et carbonate de potasse $KOCO^3$ ⎬ ââ 10 cent.

Ajouter 5 gouttes d'Aq. still. et chauffer pour obtenir une liqueur limpide.

Ajouter q. s. d'Aq. still. pour avoir 10 gr.

Add. 20 centigram. de Br et laisser reposer 24 heures.

(*in* Hager: Handbuch von Pharmacie und Allgemeine Central Zeitung 1883-87)

Traitement de la pharyngite sèche (Moure).

1° Pendant 5 minutes, matin et soir, faire des pulvérisations avec le pulvérisateur à vapeur et une eau sulfureuse naturelle. Puis pulvériser la solution suivante :

℞ Eau distillée............... 300 gr.
Glycérine................... 20
Chlorure de zinc .... 0.30 cent.
        M.

2° Aussitôt après, badigeonner la pharynx avec :
℞ Glycérine pure........... 50 gr.
Teint. de capsicum........ 1 à 2
        M.

3° Douches intra-nasales de Weber avec une solution de chloral au 1/60.

4° A l'intérieur, donner de petites doses d'iodure de potassium, le seul médicament interne qui ait une action marquée sur les glandules bucco-pharyngiennes.

Albuminurie dans le diabète (Monin).

℞ Eau distillée de menthe... 500 gr.
Brômure de strontium..... 50
Iodure de calcium........ 15
Fuschine.................. 2
        M.

3 cuillerées à soupe par jour.

Gâteau à la crème (W. Squire).

Faites griller une once de pain de ménage avec l'écorce de 2 citrons. Ajoutez 15 gr. de glycérine, 3 blancs d'œufs, 60 gr. de crème et 30 de beurre frais, faites fondre à la chaleur. Ajoutez-y le jus des deux citrons, et les jaunes des trois œufs bien battus.

Mêlez le tout, faites cuire au four vingt minutes à un feu vif.

Servez froid.

Pain de Dahmen (Berl, Klin. Wochen-schrift, sept. 1880).

Le gruau, placé sur une fine étamine de crin, est maintenu une heure 1/2 dans l'eau froide qu'on agite. Une partie de la fécule passe à travers le tamis. On arrose le reste avec un filet d'eau froide, et on le pétrit jusqu'à ce que l'eau soit entièrement claire (il faut une heure). Le résidu est soumis à une dessication lente, puis broyé au mortier.

℞ 125 gr. M. intimement avec 1/3 de lait aigri; add. en remuant sans cesse, 125 gr. beurre fondu, du sel, du phosphate de chaux et 10 œufs, — Quand le mélange a une consistance pâteuse, on le place dans un moule beurré et l'on fait cuire au four.

Traitement d'un diabétique phtisique
(Daremberg)

Régime anti-diabétique carné et gras. Pas de révulsifs. Six cuillerées à soupe d'huile de foie de morue. Frictions irritantes sur la peau, si le malade est un ancien eczémateux. Créosote ou gaïacol, alternant avec le phosphate de chaux, parce que les diabétiques perdent beaucoup de phosphates par les urines. Insister sur la marche, s'il n'y a pas de fièvre.

Dentifrice des diabétiques (Monin)

$\underline{4}$ Alcoolé de menthe..... $\Big\}$ ââ 100 gr.
   »   de cochléaria .

Saccharine 2
Acide phénique.......... 3
Essence de cannelle .... XXg^{ttes}

M. S. A. pour *élixir*.

massage, les bains sulfureux; l'hygiène climatérique, le séjour dans les stations méridionales bien abritées, même maritimes, pendant l'hiver; l'antisepsie buccale est également de première importance contre l'invasion du pneumocoque.

Comme traitement, il faut employer les sinapismes, les ventouses sèches, et rejeter les vésicatoires, causes de néphrite et d'érysipèle. Il faut proscrire les antimoniaux; contre l'insuffisance rénale, les menaces d'adynamie et de collapsus, on emploie la caféine à haute dose; les inhalations d'oxygène sont excellentes contre la dyspnée. Le régime lacté, l'alcool, les vins généreux, quoique contre-indiqués dans le diabète, seront employés pour alimenter les malades et favoriser l'élimination des toxines.

Enfin, la quinine et l'antipyrine auront le double avantage d'agir sur la température et d'atténuer au moins la polyurie.

11*

TABLE DES MATIÈRES

CHAPITRE VII

APPENDICE

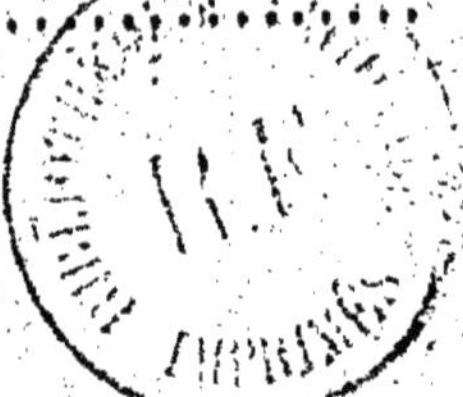

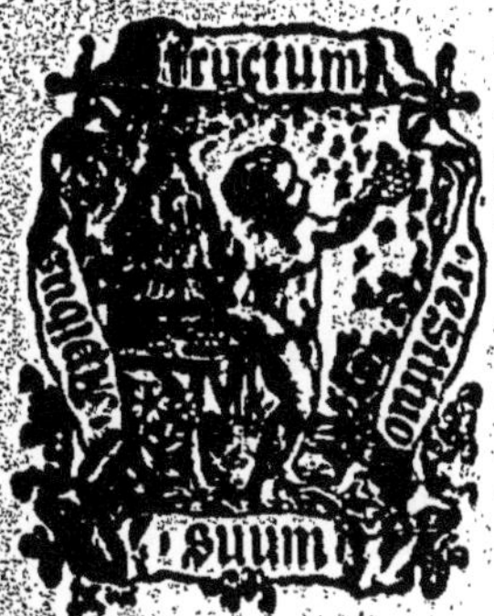

Société d'Editions Scientifiques

BASÉE SUR LA MUTUALITÉ

4, RUE ANTOINE-DUBOIS, 4

PLACE DE L'ÉCOLE-DE-MÉDECINE

EXTRAIT

DU

CATALOGUE

DES OUVRAGES

PUBLIÉS PAR LA SOCIÉTÉ

> Tous les ouvrages portés sur ce Catalogue seront expédiés **franco de port**, en n'importe quel pays, aux prix marqués, à toute personne qui en fera la demande accompagnée d'un mandat postal ou d'une valeur à vue sur Paris.
>
> Toute demande de livres *édités* par la Société dépassant **30 francs** sera servie franche de port avec une remise de 15 0/0 sur les prix marqués.

ADRESSER TOUTE DEMANDE

à M. le Directeur

DE LA SOCIÉTÉ D'ÉDITIONS SCIENTIFIQUES

PLACE DE L'ÉCOLE-DE-MÉDECINE

4, RUE ANTOINE-DUBOIS, 4

PARIS

AVIS AUX AUTEURS

La Société d'Éditions Scientifiques, établie sur les bases de la **Mutualité**, a pour principe de partager par moitié, entre les auteurs et elle, *tout bénéfice* résultant de la vente des ouvrages.

PETITE ENCYCLOPÉDIE MÉDICALE

Collection de volumes in-18 raisin, cartonnés à l'anglaise à 3 francs

VOLUMES DÉJA PUBLIÉS

1. **Hygiène de l'oreille**, *soins préventifs contre les affections auriculaires*, avec 5 figures dans le texte, par le Dr MOUNIER.
2. **L'Art d'administrer les médicaments aux enfants**, par le Dr Paul CORNET.
3. **Abus de l'Hygiène et des médicaments**, ou *Moyens anti-hygiéniques de se conserver la santé*, par le Dr Jacques NATTUS.
4. **Guide pratique pour le traitement des maladies de l'oreille**, par le Dr J. BARATOUX, avec 43 figures dans le texte.
5. **L'Hygiène et le traitement du diabète**, par le Dr MONIN.
6. **Guide pratique pour le traitement des névroses**, par le Dr LAURENT.
7. **Les Teignes, leur traitement**, par le Dr BUTT.
8. **Hygiène et salubrité de l'École**, ou *Traité d'hygiène scolaire*, par le Dr Raoul LAFFON.
9. **Hygiène et traitement de l'Arthritisme**, par le Dr Maxime LEJEUNE.

A

ABET. — Le Chimaphila umbellata (herbe à pisser), son action diuré-tique. Gr. in-8. **2 fr.**

ARTHAUD et BUTTE. — Diabète, albuminuries névropathiques, physiologie normale et pathologique du nerf pneumogastrique. 1 vol. in-8 carré. **6 fr.**

AUVARD et PINGAT. — Hygiène infantile. Histoire du maillot, du biberon et du berceau à travers les âges. 1 vol. in-8 écu illus., broc. 1 f. 50
— Relié. **2 fr.**

AYMÉ (Victor). — L'Afrique française et le chemin de fer trans-saharien. 1 vol. in-18. **2 fr. 50**

AZOULAY. — Les attitudes du corps, diagnostic et pronostic dans les maladies du cœur. 1 vol. in-8. **4 fr.**

B

BARATOUX. — Traitement des maladies du larynx. 1 vol. in-18 avec atlas de figures. **6 fr.**

— Traitement des maladies de l'oreille. 1 vol. in-18 cart. **3 fr.**

BARTHÈS (Émile). — Manuel d'hygiène scolaire, à l'usage des instituteurs des lycées, collèges, etc. 1 vol. in-18. **2 fr. 50**

BÉRILLON (Edgar). — Théories et applications pratiques de l'hypnotisme. 1 vol. in-8 carré, avec figures. **1 fr. 25**

— La suggestion, ses applications à la pédiatrie et à l'éducation mentale des enfants vicieux ou dégénérés. 1 vol. in-8. **2 fr.**

— Revue de l'hypnotisme expérimental. Abonnement: un an, Paris, 8 fr. — Départements, 10 fr. — Étranger. 12 fr.

BIANCHON (Horace) du *Figaro.* — Nos grands médecins d'aujourd'hui, avec une préface de Maurice de FLEURY et les portraits à la plume de DESMOULINS. 1 vol. in-8 carré, texte encadré, tirage en trois couleurs. **10 fr.**

BILBAULT (Théophile). — L'art céramique au coin du feu. 1 gros vol. in-18. **3 fr. 50**

BINGER (le capitaine). — Esclavage, islamisme et Christianisme. 1 vol in-8 carré. **2 fr. 50**

BITZOS. — La skiascopie (kératoscopie). 1 vol. avec 30 fig. **4 fr.**

BLANCHARD (Raphaël). — Histoire zoologique et médicale des Téniadés du genre Hymanolepis Weinland. 1 vol in-8 carré, avec figures. **3 fr.**

— Congrès International de zoologie. 1 gros vol. in-8 raisin avec planches et figures. **20 fr.**

BOUDAILLE (Henri). — Catéchisme des premiers soins à donner en cas d'accident avant l'arrivée du médecin, avec fig. démonstratives. 1 vol. in-16 raisin cartonné **1 fr.**

BOUGAN. — L'anthrax. Pathogénie et complication. 1 vol. in-8. **3 fr.**

BOULANGIER (commandant). — Essais sur les origines de la Méditerranée. Nouvelle méthode cartographique. 1 vol. in-8 carré avec cartes et plans. **10 fr.**

BOULANGIER (Edgar). — Notes de voyage en Sibérie et le chemin de fer transsibérien. 1 beau vol. in-8 jésus avec de nombreuses illustrations sur bois, cartes, plans, etc. **7 fr. 50**
— Relié. **11 fr.**

BOULOUMIÉ. — **Manuel du Candidat** aux différents grades de médecin ou de pharmacien dans la réserve de l'armée active et dans l'armée territoriale. 1 gros vol. in-18 jésus. 5 fr.

— **Cours de thérapeutique.** 1 vol. in-8 carré. 3 fr.

— **Vittel,** pratique personnelle. 1 vol. in-8 carré. 2 fr.

BOUTARD (E.). — **Des différents types de diabète sucré.** 1 vol. in-8 carré. 4 fr.

BOUTIRON. — **Du Coriza chez les enfants du premier âge.** 1 vol. in-8 carré. 2 fr.

BRACHET. — **Traité du rhumatisme et de l'arthrite rhumatoïde,** par le D' ARCHIBALD, GARROD. traduit de l'anglais. 1 vol. in-8 carré avec figures. 12 fr.

BRUYANT. — **Les fourmis de la France.** 1 vol. in-8 raisin avec pl. hors texte. 3 fr.

BUGUET (Abel). — **La photographie de l'Amateur débutant.** 3e *édition* augmentée. 1 vol. in-18 jésus avec 44 figures. 1 fr. 25

— 1re série. — **Trois cents recettes photographiques.** 1 vol. in-8 écu, broché. 2 fr.

— Relié. 2 fr. 50

— 2e série. Br. 2 fr.

— **L'année photographique.** 1 vol. in-8 illustré. 4 fr.

— **L'annuaire de la photographie** pour 1893. 1 vol. in-8. 2 fr. 50

— **Formules photographiques.** 1 vol. in-8. 3 fr.

BUREAU. — **Guide pratique d'accouchements.** Conduite à tenir pendant la grossesse, l'accouchement et les suites de couches. 1 gros vol. in-18 avec fig. 6 fr.

BURET. — **La Syphilis aujourd'hui et chez les anciens.** 1 gros vol. in-18 3 fr. 50

C

CANTIN. — **Des Lymphangites péri-utérines non puerpérales,** et de leur traitement par le curettage de l'utérus. 1 vol. in-8. 2 fr. 50

CATALAN. — **L'Uni-taxe.** 1 broch. in-8 carré. 1 fr. 50

CEZILLY. — **Concours médical,** France et étranger, un an 20 fr.
Pour MM. les Étudiants. 8 fr.
Pour les membres de la Société le *Concours.* 10 fr.

— **La Grippe.** 1 vol. in-8 raisin 3 fr.

CHAUVEAUD. — **De la reproduction chez le dompte-venin.** Brochure in-8 raisin. 4 fr.

CHÉRON. — **Le drainage de la cavité utérine.** Broch. in-8 raisin 4 fr.

CLAPPIER. — **Au bout de l'Europe.** Récit d'un voyage au cap Nord. 1 vol. in-8 couronne. 3 fr.

CLEIZ. — **Création des sexes.** 1 vol. in-8 raisin. 2 fr.

Congrès colonial national. 2 vol. in-8 raisin. 12 fr.

Congrès habitations bon marché 4 fr.

— Assistance publique. 2 vol. in-8 raisin. 20 fr.

Congrès Géographie, 2 vol. 20 fr.
— Sauvetage. 4 fr. 50
— Comptabilité. 3 fr. 30
— Propriété foncière. 3 fr. 50
— Institut. féminines. 10 fr.
— Monétaire. 7 fr. 50
— Émigration et immigration 3 fr. 50
— Zoologie 1 vol. et grav. 20 fr.

CORNET. — **L'art d'administrer les médicaments aux enfants.** 1 vol. in-18 raisin cart. 3 fr.

COSTE. — **La question monétaire.** 1 vol. in-8 raisin. 3 fr. 50

COUTAGNE (Henri). — **Trois semaines en pays scandinaves.** In-8 couronne. 2 fr. 50

CROUIGNEAU. — **Promenades d'un médecin à travers l'Exposition.** 1 gros vol. in-8 illustré. 7 fr. 50

D

DANBIES. — **Souvenirs de voyages.** Algérie et Panama. 1 vol. in-8 carré. 3 fr.

DAVID. — **Thérapeutique psychique,** traduit de l'anglais de C.-L. Tuckey. 1 vol. in-8 écu. 3 fr. 50

DESCHAMPS (Émile), chargé de mission scientifique par le ministre de l'Instruction publique. — **Au pays des Veddas.** Ceylan. (Carnet d'un voyageur). In-8 de 500 pages avec 116 figures, d'après les croquis et photographies de l'auteur et une carte. 7 fr. 50

DROUET. — **Le lait bouilli.** 1 vol. in-8. 3 fr.

DUCHOCHOIS. — **Éclairage dans les ateliers de photographie,** traduit de l'anglais par C. Klary. 1 vol. in-8 écu, avec fig. 3 fr.

DUMAS. — **Français d'Afrique.** 1 v. in-8 raisin. 2 fr. 50

DUPUY (R.). — **Des Alcaloïdes.** 2 gros vol. in-8 jésus. 32 fr.

E

EGASSE et P. GUYENOT. — **Les eaux minérales naturelles de France et d'Algérie.** 1 vol. in-8 carré. 7 fr. 50

F

FERRET. — **Traité de Glaucome.** 1 vol. in-8 carré (2° éd.). 4 fr.

— **De l'ophtalmie granuleuse.** In-8 carré. 2 fr. 50

— **La Myopie,** sa pathologie, son traitement. 1 v. in-8 carré 3 fr.

FINART, D'ALLONVILLE. — **Causeries sur les phénomènes de la Nature.** 1 vol. in-18 jésus, avec nombreuses figures. 4 fr.

FLEURY-HERMAGIS et ROSSIGNOL. — **Traité des excursions photographiques.** 5° édition, un magnifique vol. in-18 jésus, avec figures dans le texte. 6 fr.

FLEURY-HERMAGIS. — **Atelier de l'Amateur.** 1 vol. in-8 écu, avec figures. 1 fr. 50

FLOQUET. — **Avortement et dépopulation.** 1 vol. in-8. 1 fr.

FOWLER. — **De la localisation des lésions de la phtisie.** 1 vol. in-8 carré, broché. 2 fr.

— Cartonné toile. 2 fr. 50

G

GERS (Paul). — **Le Photo-Journal.** Un an 10 fr.

— **Journal des sociétés photographiques.** Un an : Paris, 5 francs. — Union postale. 6 fr.

GILLET DE GRANDMONT. — **Berlin au point de vue de l'hygiène.** 1 vol. in-8 jésus, avec planches et figures. 4 fr.

GIROD (D'). — **Topographie médicale de la ville de Clermont-Ferrand.** 1 vol. in-8 5 fr.

GRELETTY. — **Causeries pour les médecins.** 1 vol. in-18 jésus. 4 fr.

GUYENOT-OUTHIER. — **Du Condurango et de la Condurangine.** 1 vol. in-8 raisin. 2 fr.

YVES GUYOT. — **Le Budget.** Brochure in-8 raisin. 1 fr.

— **De la suppression des octrois.** Brochure in-8 raisin. 2 fr.

H

HAMÉLIUS. — Philosophie de l'économie politique. 1 v. in-18 jés, 3 fr.

HARMAND (Jules). — L'Inde, préface et traduction de sir John Srachey. 1 vol. in-8 carré avec carte. 10 fr.

HEIM. — Recherches médicales sur le genre « Paris ». 1 vol. in-8 avec pl. hors texte. 10 fr.

HORAND. — Cours de médecine à l'usage des garde-malades. 1 gros vol. in-18. 4 fr.

J

JOUGLARD. — L'Univers et sa cause d'après la science. 1 v. in-18. 4 fr.

JOUIN. — Des différents types de métrites. 1 vol. in-8. 6 fr.

K

KLARY. — Éclairage (voir Ducho-chois). 3 fr.

— Le Photographe portraitiste. 1 vol. in-8 carré, avec figures et 11 gravures hors texte. 6 fr.

— Manuel des projections lumineuses. 1 vol. in-8 avec fig. 6 fr.

— Travaux du soir de l'amateur photographe.

— La photographie nocturne. 1 vol. in-8, fig. 4 fr.

L

LABORDE. — Méthode expérimentale. 1 vol. in-18 jésus. 2 fr.

— De l'intoxication par l'oxyde de carbone. 1 brochure in-18. 1 fr.

— Physiologie. 1 vol. in-8 carré, avec 153 figures, br. 10 fr.
Cartonné. 12 fr.

— Mécanisme physiologique des accidents et de la mort par le chloroforme. 1 vol. in-8 2 fr. 50

LAFAGE. — Un Médecin de campagne au XIX⁰ siècle. 1 vol in-18 jésus. 2 fr.

LATAPIE. — La mortalité des enfants du premier âge. 1 volume in-18. 2 fr.

LAURENT (Émile). — L'amour morbide. 1 vol. in-8 écu. 3 fr. 50

— L'Anthropologie criminelle. — 1 vol. in-8 carré. 3 fr.

— De la suggestion criminelle. — 1 vol. in-8 carré. 2 fr.

— Maladies des prisonniers. 1 vol. in-8, avec fig. 4 fr.

LEGROS (Commandant). — L'Aristotypie, avec une épreuve Liesegang. 1 vol. in-8 écu. 2 fr.

LEGROS (Commandant). — Traité de Photogrammétrie. 1 vol. in-8 couronne. 6 fr.

LELOUP. — Le Catha edulis, in-8 raisin, fig. 2 fr. 50

LEROUX. — Les Hôpitaux marins. 1 vol. in-8 raisin, avec gr. 10 fr.

LETULLE. — Guide pratique des sciences médicales pour 1892. 1 gros vol. in-18 raisin de 1,500 p. rel. à l'anglaise. 12 fr.
Le même, supplément p. 1892. 5 fr.

LEYMARIE (de). — Détails judiciaires usuels. 1 vol. in-8 jésus, broché. 2 fr.
Cartonné. 2 fr. 50

M

MARCHAL. — Tarif des douanes, (dernière revision parue). 1 vol. in-18. 3 fr. 50

MARIAGE. — De l'intervention chirurgicale. 1 vol. in-8 raisin. 2 fr. 50

MAUMENÉ. — **Chimie photogra-phique.** 1 gros vol. in-8 avec gravures. 5 fr.

MELLIÈRE. — **Étude chimique des Vératrées.** 1 vol. in-8 rais. 3 fr.

MEYAN (Paul). — **Annuaires des diplômés pour 1893.** 1 gros vol. in-18 jésus. 5 fr.

MEYNIARD. — **Le Second empire en Indo-Chine.** 1 gros vol. illustré. 7 fr. 50
Le Mois médical, un an : 4 fr.

MONIN. — **Formulaire de médecine pratique,** nouvelle édition considérablement augmentée. 1 vol. in-18 raisin, cart. 5 fr.

— **Des Nodules osseux.** 1 vol. in-8 raisin. 2 fr.

MONIN et DUBOUSQUET. — **Précis élémentaire d'hygiène pratique.** 1 vol. in-18. 6 fr.

MORAIN. — **Questions d'Internat,** manuel du candidat. 1 vol. in-18 raisin cart. 7 fr. 50

MOUNIER. — **Hygiène de l'oreille.** 1 vol. in-18 carré. 3 fr.

N

NADAUD. — **Traitement de la Tuberculose pulmonaire par les injections hypodermiques d'aristol.** 1 vol. in-8 carré. 1 fr.

NATTUS. — **Abus de l'hygiène.** 1 vol. in-18 cart. 3 fr.

NIEWENGLOWSKI. — **Objectifs photographiques, essais et fabrication.** — 1 vol. in-8. 2 fr.

NOEL (Eug.). — **Rabelais, médecin, écrivain, curé, philosophe.** 1 vol. in-18 raisin avec un portrait à l'eau-forte. 3 fr.

P

PAULIER (Armand). — **Questions d'Externat. Manuel du candidat.** 1 vol. in-18 raisin br. 6 fr.

PERCHAUX. — **Histoire de l'hôpital de Lourcine.** 1 vol. in-8 raisin. 2 fr. 50

PICHERY. — **Gymnastique des Écoles.** 1 vol. in-8 raisin avec 30 figures. 5 fr.

PINGAT. — **De la Prophylaxie des abcès du sein pendant la grossesse et l'allaitement.** 1 vol. in-8 raisin. 3 fr.

POLIDORE. — **Les Mines d'Or de l'Awa.** Une petite brochure. in-16 0 fr. 70

Q

QUINQUAUD. — **Thérapeutique clinique et expérimentale.** — 1 vol. in-8 carré. 10 fr.

R

RAYMOND (Paul). — **Traitement de la syphilis,** en Allemagne et en Autriche. 1 vol. in-8 carré 3 fr.

REGAMEY. — **Panorama de Port-Blanc.** Album oblong. 2 fr. 50

REULLIER. — **Deux Albums photographiques.** Format oblong. 5 fr.

RICHEROLLE. — **Chirurgie du poumon.** 1 vol. in-8 raisin. 4 fr.

ROBLOT. — **Guide pratique des exercices physiques.** Hygiène et résultats. 1 v. in-8 carré, fig. 2 fr. 50

RODET (Paul). — **Memento d'accouchements.** Rédigé à l'usage des examens de sage-femmes d'après les théories de l'école de la Maternité. 1 vol. in-18 raisin. 3 fr.

RODET. — **Des climats et des stations climatiques,** traduit de l'anglais du D* WEBER. 1 vol. in-8 carré. 5 fr.

— **Memento d'obstétrique.** — Rédigé exclusivement à l'usage des candidats au troisième examen de doctorat. D'après les théories de l'École de la Maternité. 1 vol. in-18 raisin. 3 fr.

ROUSSELET. — **Les secours publics en cas d'accidents.** 1 vol. in-8. 3 fr. 50

S

SABATIER (Camille). — **Touat Sahara et Soudan,** et le chemin de fer transsaharien avec une magnifique carte. 1 vol. in-8 écu 6 fr.

— **Les sciences biologiques à la fin du XIX° siècle.** Médecine, hygiène, anthropologie, sciences naturelles, ect., publiées sous la direction de MM. Charcot, Léon Collin, V. Cornil, Duclaux, Dujardin-Beaumetz, Gariel, Marey, Mathias, Duval, Planchon, Trélat, H. Labonne et Egasse, secrétaires.
1 vol. in-8 jésus illustré br. 32 fr.
cartonné. 35 fr.

— **Les sciences médicales en 1889.** Préface DUJARDIN-BEAUMETZ, 1 vol. in-8 carré, cart. 8 fr.

T

TISSOT· — **Comptabilité à l'usage du commerce,** des banques et des administrations. 1 vol. in-8 raisin 6 fr.

— **Les calculs du commerce.** 1 vol. in-18 jésus. 1 fr. 25

— **Le commerce.** 1 vol. in-18 jésus. 25 fr.

TOUVENAINT. — **Traité de la métrite du col.** 1 vol. in-8. 3 fr.

TROUSSEAU (A.). — **Travaux d'ophtalmologie.** 1 vol. in-8 3 fr.

— **Guide pratique pour le choix des lunettes.** 1 vol. in-18 raisin, couverture en simili-cuir. 1 fr. 50

TUSSEAU. — **Phtisie.** Voir FOWLER. 2 fr.

V

VIATOR. — **Le Touriste aux environs de Paris.** Ouvrage illustré paraissant en livraisons. La livraison. 1 fr. 25

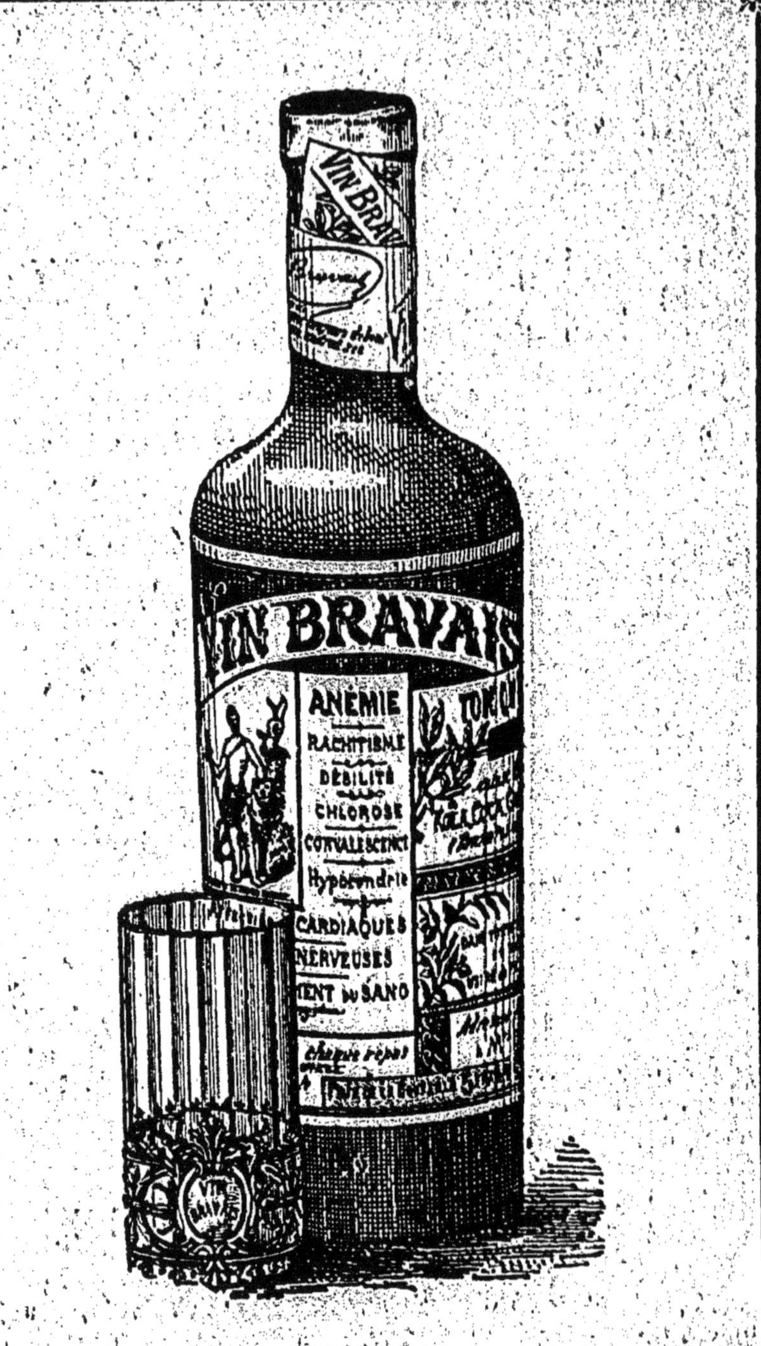
VIN BRAVAIS
VIN BRAVAIS
ANÉMIE
RACHITISME
DÉBILITÉ
CHLOROSE
CONVALESCENTS
Hypocondrie
CARDIAQUES
NERVEUSES
TONIQUE

Pharmacie Centrale de France

Société en Commandite au Capital de 10.000.000

CH. BUCHET & Cie

Successeurs de MENIER, DORVAULT et Cⁱᵉ, E. GENEVOIS et Cⁱᵉ

7, Rue de Jouy — **PARIS** — Rue de Jouy, 7

Usine et Entrepôt à SAINT-DENIS

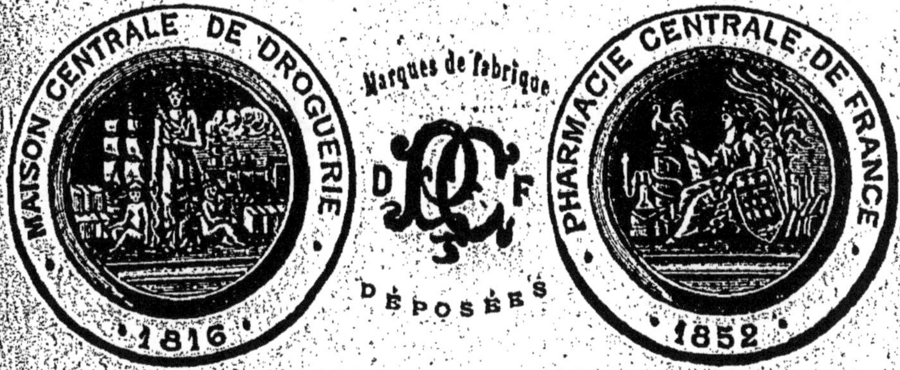

Produits Chimiques et Pharmaceutiques

Alcaloïdes, etc.

Alimentation des Diabétiques

PAIN DE GLUTEN, la boîte 4 fr., la 1/2 boîte		2 f.	»
MACARONI AU GLUTEN			
NOUILLES — —	la boîte	2	»
VERMICELLE — —			
PÂTES D'ITALIE AU GLUTEN	la boîte	2	»
SEMOULE — —	la 1/2 boîte	1	»
TAPIOCA AU GLUTEN	la boîte	2	50
	la 1/2 boîte	1	25
FARINE DE GLUTEN PUR, la boîte		1	75
CACAO MARAGNAN sans sucre, tablettes de 250 gr., le k.		6	50
— CARAQUE — —		8	»
POUDRE DE CACAO, la boîte 3 fr. 50, la 1/2 boîte		1	90

CHOCOLAT DE SANTÉ, pur cacao et sucre, le kilo . 4 FR.

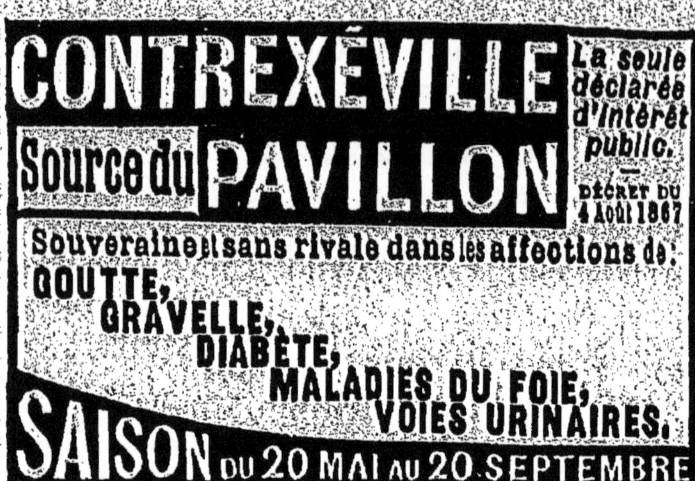

CONTREXÉVILLE
Source du PAVILLON
La seule déclarée d'intérêt public.
DÉCRET DU 4 Août 1867
Souveraine et sans rivale dans les affections de:
GOUTTE,
GRAVELLE,
DIABÈTE,
MALADIES DU FOIE,
VOIES URINAIRES,
SAISON DU 20 MAI AU 20 SEPTEMBRE

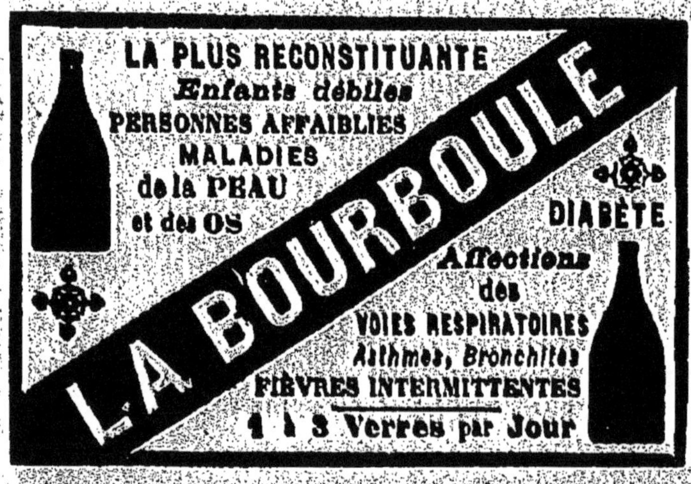

LA PLUS RECONSTITUANTE
Enfants débiles
PERSONNES AFFAIBLIES
MALADIES
de la PEAU
et des OS
LA BOURBOULE
DIABÈTE
Affections des
VOIES RESPIRATOIRES
Asthmes, Bronchites
FIÈVRES INTERMITTENTES
1 à 3 Verres par Jour

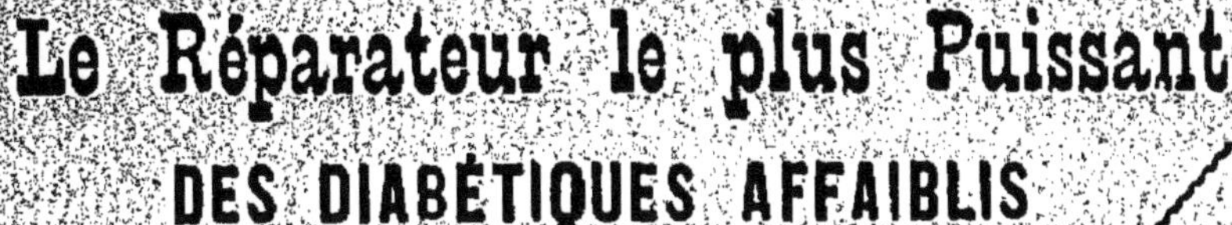

Le Réparateur le plus Puissant
DES DIABÉTIQUES AFFAIBLIS

TOUS LES MATINS
Premier Déjeuner avec
CACAO A LA NOIX DE KOLA
DE
NATTON

KOLA-BAH-NATTON

APRÈS
Chaque Repas
20 Gouttes d'Extrait Fluide
DE
KOLA-BAH-NATTON
Conseillées par le Docteur MONIN à tout diabétique

Expériences depuis 1884 par les sommités médicales,
à l'aide des produits NATTON, les premiers en date.

PHARMACIE DE LA BANQUE DE FRANCE
35, Rue Coquillière — PARIS — Rue Coquillière, 35
ET TOUTES PHARMACIES

3 7531 009499535

9 782019 307066